MANUEL
D'OPHTHALMOSCOPIE

PAR

G. SOUS,

DOCTEUR EN MÉDECINE DE LA FACULTÉ DE PARIS,

PROFESSEUR DE CLINIQUE OPHTHALMOLOGIQUE,

MÉDECIN-OCULISTE DES BUREAUX DE CHARITÉ DE BORDEAUX,

MEMBRE DE PLUSIEURS SOCIÉTÉS SAVANTES.

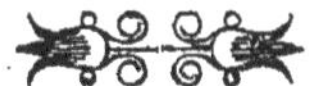

Avec 2 planches et 3 figures intercalées dans le texte.

PARIS,

GERMER BAILLIÈRE, LIBRAIRE-ÉDITEUR,

RUE DE L'ÉCOLE DE MÉDECINE, 17.

1865.

1864

OUVRAGES DE L'AUTEUR.

CONSIDÉRATIONS SUR LE TRAITEMENT DE L'OPHTHALMIE SCROFULEUSE. — *Union médicale de la Gironde*, 1857.

DE L'ANÉMIE DE LA PAPILLE DU NERF OPTIQUE. — *Annales d'oculistique*, 1861.

ABERRATION DE SPHÉRICITÉ PAR RÉFLEXION DE LA CORNÉE. CAUSTIQUES PAR RÉFLEXION. — *Bordeaux* 1860.

DES AVANTAGES ET DES INCONVÉNIENTS DE L'OPHTHALMOSCOPE. — *Union médicale de la Gironde*, 1862.

ADIAPHANOSE TRANSLUCIDE DE LA RÉTINE. — *Union médicale de la Gironde*, 1862.

SOUS PRESSE :

ANATOMIE, PHYSIOLOGIE ET PATHOLOGIE DE LA PAPILLE DU NERF OPTIQUE.

Bordeaux. — Imp, Métreàu et Comp.

MANUEL

D'OPHTHALMOSCOPE.

INTRODUCTION.

Chaque jour l'usage de l'Ophthalmoscope tend à se généraliser ; il ne pouvait en être autrement, lorsqu'on songe aux avantages qu'il procure.

Grâce à cet instrument, l'anatomie normale et pathologique de la cavité oculaire peut être étudiée sur le vivant, car cette cavité devient accessible à nos regards. Il en est de même de la physiologie. En effet, l'ophthalmoscope peut servir d'optomètre et faire connaître la puissance de l'accommodation. Il permet aussi d'apprécier, par la forme de l'image papillaire, l'astigmatisme dû à l'inégalité des rayons de courbure de la cornée et du cristallin.

En Allemagne, on a prétendu que l'ophthalmoscope pouvait servir à établir la certitude de la mort, en faisant constater l'opacité du corps vitré. Coccius ne partage pas cette opinion. « L'ophthalmoscope, dit-il, n'offre aucune utilité pour la détermination de la mort, fondée sur l'opacité des milieux réfringents. » *(Annales d'oculistique*, t. 33, p. 82.) J'ai fait à ce sujet des expériences sur des yeux d'animaux récemment tués, et, au lieu de la coloration rouge, donnée ordinairement par le fond de l'œil, je n'ai obtenu qu'une coloration d'un blanc nacré, que je crois devoir expliquer et par l'absence de la circulation dans la choroïde, et par la perte de diaphanéité de la rétine. Je ne saurais donc accepter l'opinion des savants allemands, car j'ai toujours constaté la transparence du corps vitré.

Je me borne à signaler ces avantages que l'on a cru trouver dans l'ophthalmoscope pour l'étude de la physiologie et le diagnostic de la mort ; mon intention est de ne m'occuper que des ressources fournies à la médecine usuelle par cette admirable découverte.

« Ce précieux moyen d'exploration, dit **M.** Follin, ouvre une ère nouvelle dans l'étude des maladies de l'œil ; grâce à lui, l'oculistique a agrandi son domaine d'une masse de faits utiles pour un diagnostic exact et pour une thérapeutique rationnelle. Si vous négligez l'emploi des miroirs oculaires, votre observation ne vous conduira souvent qu'à des résultats infidèles, et votre traitement ne reposera que sur de mauvaises bases. Combien de malades, par exemple, doivent à l'ophthalmoscope d'avoir échappé à un traitement cruel par les sétons, les cautères, et les autres agents de la médication révulsive ! » *(Leçons sur l'application de l'ophthalmoscope*, p. 112, Paris, 1859.)

Les membres du Congrès ophthalmologique de Bruxelles , en 1857, s'occupant de l'influence que la découverte de l'ophthalmoscope avait exercée sur le diagnostic des maladies de l'œil, adoptèrent sans objection aucune la solution suivante, proposée par le comité d'organisation : « Une foule d'affections des milieux réfringents et des membranes profondes de l'œil, naguère encore d'un diagnostic difficile ou même impossible, se reconnaissent aujourd'hui avec la plus grande précision par le moyen de l'ophthalmoscope : telles sont les opacités débutantes du système cristallinien et les altérations pathologiques du corps vitré, de la choroïde, de la rétine, et de la papille du nerf optique. » (*Compte-rendu du Congrès*, p. 63.)

Pour bien saisir les avantages de l'ophthalmoscope que les membres du Congrès proclamèrent une des plus belles inventions de notre époque, un instrument d'une utilité indispensable, il faudrait comparer la science de nos jours à ce qu'elle était il y a quelques années. La différence apparaît très-grande à tous ceux qui ont tenté de pénétrer dans le dédale des vagues notions que l'on possédait sur l'amaurose, sur cette affection si inconnue qu'un malin esprit d'Allemagne l'avait ainsi définie : « L'amaurose est un état dans lequel le malade ne voit rien, pas plus que le chirurgien. »

« Tout ce qui se passe de matériellement appréciable dans l'organe oculaire, a dit M. Serres au Congrès , l'ophthalmoscope le signale à l'œil de l'observateur. J'ai assisté aux expériences faites par notre honorable confrère Donders ; c'est un spectacle vraiment admirable ! Ce monde merveilleux d'organisation instrumentale s'est offert à nos regards comme s'il était dessiné, sur le papier, par un grand artiste. » (*Compte-rendu du Congrès*, p. 70.)

Mon intention n'est pas de signaler toutes les lésions découvertes par le miroir ; je me bornerai à exposer que les affections sont mieux localisées, le diagnostic devient plus précis, le traitement moins incertain, et la simulation des maladies plus facile à reconnaître.

M. Bauduin, médecin militaire à Utrecht, délégué par son gouvernement au Congrès ophthalmologique, tenait le langage suivant : « Sans entrer ici dans des considérations thérapeutiques, je me permettrai seulement de signaler les grands services que l'usage de l'ophthalmoscope rend aux médecins militaires dans l'un des devoirs les plus difficiles de leur profession : je veux parler de l'examen, pour motifs de réforme, des militaires ophthalmiques ou de ceux qui font semblant de l'être. Cet avantage s'apprécie plus particulièrement encore quand il s'agit de juger des maladies des parties internes du globe de l'œil, dont l'observation objective était presque impossible avant l'époque de cette précieuse découverte. Le résultat de cette incertitude a été qu'on devait se fier souvent à des apparences extérieures et trompeuses et à des renseignements subjectifs souvent très-suspects..... Il ne sera pas superflu de rappeler que le fait signalé dans l'histoire, qu'au temps de Napoléon Ier, deux cents étudiants en médecine français auraient trouvé le moyen de se soustraire au service militaire, en simulant l'amaurose, eût été une impossibilité, si l'ophthalmoscope eût existé. » (*Compte-rendu du Congrès*, p. 159 et 160.)

Souvent invoquée devant les conseils de révision , la myopie trouve en cet instrument un contrôle rigoureux ; contrôle bien plus assuré que l'horoptère de Ruette, que la mydriase atropique de Van Roosbroeck, que les essais faits avec des lentilles concaves , auxquelles s'habituent souvent quelques jeunes gens avant la réunion des conseils , se donnant ainsi une myopie accidentelle et passagère. L'ophthalmoscope permet de constater non seulement la réalité , mais même la fraude employée , s'il y en a eu. Dans ce dernier cas, le réclamant présente une hypérémie de la papille du nerf optique, suite d'une fatigue de l'accommodation, amenée par l'usage de verres qui n'étaient pas destinés à sa vision. Dans le cas contraire, la forme et le diamètre apparent de la papille du nerf optique, la présence d'un staphylôme postérieur, donnent la conviction d'une légitime réclamation.

M. Guérineau (de Poitiers) , a très-bien compris les ressources de cette invention dans le diagnostic différentiel des amauroses vraies et simulées devant les conseils de révision. Ma position spéciale m'a fait souvent consulter, pour des malades atteints de cataracte au début, d'épanchement de sang dans le corps vitré, d'œdème de la rétine, et d'atrophie commençante de la choroïde. Malgré mes prévisions, ils ont été déclarés propres au service militaire. L'un d'eux, après un séjour de trois mois à l'hôpital, qui a constitué tout son service militaire, a dû être réformé. J'ignore ce que sont devenus les autres. Je ne saurais donc trop partager les vœux émis pour que le miroir soit employé par les médecins chargés de l'examen des jeunes gens, car, ainsi que le dit M. Guérineau : « Vraie, la maladie peut leur échapper faute de signes ; simulée, elle peut les induire en erreur par l'étalage de signes menteurs. »

Pour démontrer la légitimite de ces *desiderata*, je me bornerai à la citation suivante empruntée à un ouvrage qu'il a publié en 1860 :

« Je suppose, dit-il, un remplaçant atteint d'une cataracte au début ou d'une lésion oculaire qui ne peut manquer de dégénérer plus tard en une véritable cécité. Il a conscience des symptômes de sa maladie, mais il ne les déclare pas. Il se présente, et comme ces symptômes ne sont point palpables à l'examen ordinaire, comme il jouit en appareuce de l'intégrité de la vision, on l'admet. Arrivent les fatigues, les intempéries auxquelles le soldat est soumis par état ; la maladie se développe, s'aggrave de jour en jour, et finit par le rendre incapable de faire son service. On le dirige sur un hôpital. Là, après un séjour plus ou moins long, c'est-à-dire après des frais plus ou moins onéreux à l'Etat, la maladie est reconnue incurable, et le remplaçant est mis à la réforme. Que fera celui-ci ? Se contentera-t-il de sa libération ? Non ; il sollicitera, en outre, de l'Etat, une pension de retraite, il emploiera tous les moyens pour prouver que sa maladie a pris naissance au service. Comme, dès le début, son affection a été méconnue, comme il a été déclaré valide, on n'aura aucune preuve à fournir contre cette assertion, et, dans cette circonstance, l'Etat sera lésé et triplement lésé : car, 1° il aura payé les frais onéreux d'un long séjour à l'hôpital ; 2° son contingent aura été privé d'un homme ; 3° il aura grevé son budget d'une pension de retraite en faveur d'un homme qui l'a abusé et qui ne lui a rendu aucun service. » *(Amauroses vraies et simulées*, p. 13. Paris, 1860.)

A ces mots, qui pourrait ne pas partager les vœux émis au Congrès par Bauduin : « Je suis si pénétré de l'importance dont est pour le médecin militaire l'usage de l'ophthalmoscope, que je voudrais voir les exercices ophthalmoscopiques faire partie des examens nécessaires à l'admission des médecins au service des armées. C'est un vœu que je me permettrai d'exprimer, et j'ai la confiance qu'il sera partagé. » (*Compte-rendu du Congrès*, p. 162.)

Les affections sont localisées, puisqu'on peut constater l'état du cristallin, du corps vitré, de la rétine, et de la choroïde.

On peut s'assurer des lésions commençantes du cristallin, de la présence dans le corps vitré de pus, de flocons albumineux, de caillots sanguins, de cholestérine, cysticerque, de corps étrangers venus du dehors, tels que grains de plomb, fragments de capsule fulminante. La rétine et la choroïde se montrent à nous avec des lésions qui naguère encore n'étaient pas même soupçonnées, des lésions dans la circulation, l'œdème, l'atrophie, la macération du pigment, l'imbibition graisseuse, etc.

La localisation des affections conduit à la certitude plus grande du diagnostic ; c'est pour cela qu'il a été dit en Allemagne : Désormais, plus de diagnostic possible en ophthalmologie sans ophthalmoscope.

« A une époque encore très-rapprochée de nous, dit M. Deval, où nous étions privés des bienfaits de l'ophthalmoscope et de l'éclairage oblique, on discutait sur le diagnostic différentiel de la cataracte et de l'amaurose. Le doute n'est plus permis à cet égard. » *(Maladies des yeux*, p. 469. Paris, 1862.)

«Il n'y a pas, dit Anagnostakis, d'opacité du cristallin, si petite et si légère qu'elle soit, qui ne puisse être décelée à l'aide de cet instrument. J'ai souvent réussi, par ce moyen, à découvrir des opacités qu'il était impossible de reconnaître par tous les autres modes d'investigation. Tout récemment encore, M. Desmarres a constaté des cataractes commençantes qui avaient pu d'abord échapper à son œil exercé ; ces cas démontrent jusqu'à l'évidence la grande nécessité de cet instrument, quand il s'agit de diagnostiquer cette affection dans ses premières périodes. » (*Essai sur l'exploration de la rétine*, p. 51, Paris, 1854.)

Mon savant maître, M. Sichel, a dit au Congrès qu'il avait, avec le miroir, découvert des cataractes de l'existence desquelles il ne se doutait pas d'après les symptômes fonctionnels, ni d'après l'examen à la loupe, même après des instillations de belladone. Chez une femme de Brannes, M le Dr Célérier et moi avons pu constater une cataracte commençante, alors que pas un seul symptôme n'en faisait soupçonner l'existence à la malade.

Les symptômes de myodopsie, qu'il était si difficile de rattacher à leur véritable lésion anatomique, sont aisément interprétés par la constatation d'une opacité commençante du cristallin, de corps flottants ou fixes dans le corps vitré, d'hémorrhagies partielles de la rétine, de la choroïde, de diverses altérations de la papille du nerf optique.

Les affections du corps vitré, de la rétine, de la choroïde, quelques-unes soupçonnées, le plus grand nombre inconnues, venaient se confondre dans la nombreuse classe des amauroses, et, pour supposer le siége

et la nature du mal, le médecin n'avait guère à sa disposition que la parole du malade. Aussi peut-on affirmer
que, pour toutes ces lésions, la science se contentait
de quelques mots empruntés aux langues grecque et
latine. La traduction grecque de la principale sensation
éprouvée par le malade, modifiée suivant le rythme de
notre langue, devenait le titre d'une maladie. Le malade
voyait des étincelles, des éclairs, c'était la photopsie ;
les objets lui apparaissaient avec des couleurs étran-
gères, c'était la chromatopsie ; ou bien il distinguait
difficilement les couleurs, c'était l'achromatopsie. Les
corps se montraient à lui altérés dans leur configuration,
diminués ou augmentés dans leur volume, leur quantité, c'étaient la métamorphopsie, la micropie, la ma-
cropie, la méropie, la diplopie. La vue était-elle fati-
guée, c'était la kopiopie ; était-elle affaiblie, c'était une
amblyopie ; la cécité devenait-elle imminente, c'était
l'amaurose. Je n'en finirai pas si je voulais continuer à
exposer toute cette nomenclature de noms plus ou moins
barbares, que chacun modifiait à son gré, suivant ses
goûts pour la langue grecque et son amour pour la nou-
veauté. Ces noms n'étaient que des symptômes pompeu-
sement octroyés à des lésions inconnues et très-souvent
de nature différente. La science en était réduite à ne
dire au malade que ce qu'il venait d'exposer, avec cette
différence qu'on lui désignait en un seul mot grec les
quelques mots qu'il avait dits en langue vulgaire. L'oph-

thalmoscope, en permettant d'asseoir le diagnostic sur des données plus positives, ne laisse à tous ces mots qu'une valeur historique, et à quelques-uns que les avantages d'une abréviation de langage et d'un vernis scientifique.

Dès l'année 1837, mon savant maître, M. Sichel, avait établi une classification anatomique que l'ophthalmoscope est venu confirmer. Basée sur les causes, sur la marche, sur le siége anatomique, cette classification adoptée par tous les savants, non-seulement de France mais de l'Allemagne et de la Grande-Bretagne, était un guide moins incertain pour tous ceux qui avaient profondément médité sur les leçons de leur auteur. Cependant, la difficulté d'accorder aux causes leur juste valeur, de saisir nettement les nuances de la symptomatologie, et de pouvoir indiquer sûrement l'organe en souffrance, laissait à presque tout le monde bien de la marge pour commettre des erreurs. En outre, il y avait des altérations complètement inconnues à la science : comment instituer un traitement méthodique ? « On ne saurait nier, disent les docteurs Van Trigt et Schauenburg, que jusqu'à présent, la cécité s'est déclarée dans bien des cas, sans qu'on pût reconnaître la nature et même le siége de l'altération morbide qui en était la cause. Dans nombre de cas de maladies des yeux que nous avons observés par les moyens usités jusqu'à présent, nous n'avons pu, malgré toute l'attention donnée aux commémoratifs, établir d'autre diagnostic que celui de l'amblyopie ou de l'amaurose. Aussi à peine en savions-nous plus à cet égard que le malade lui-même. Nous pouvions dire qu'il n'existait pas de cataracte, et, sans y être autorisé, nous affirmions que le malade voyait mal ou ne voyait pas du tout, quoique l'œil ne présentât extérieurement rien de morbide. » (*Archives d'ophthalmologie*, t. 5, p. 28.)

Le traitement est moins incertain. Ai-je besoin de le démontrer après avoir dit que les affections sont mieux localisées, et que le diagnostic est plus assuré? Les membres du Congrès ophthalmologique ont admis, avec juste raison, la proposition suivante : « Les indications curatives rationnelles s'appuyant évidemment sur la perfection des moyens du diagnostic, l'ophthalmoscope, en donnant à ces indications des bases assurées, a imprimé à la thérapeutique des maladies profondes de l'œil une sûreté et une précision qu'elle ne possédait pas avant l'introduction de son emploi dans la science. » (*Loc. cit.*, p. 480.)

La chirurgie audacieuse peut avoir aussi sa part dans les avantages de l'ophthalmoscope. Un corps étranger, venu du dehors dans le corps vitré, n'en est extrait qu'à la condition expresse que l'instrument de l'opérateur soit guidé par une exploration constante des organes où il agit. C'est dans les opérations de ce genre que l'on a conseillé l'emploi de l'ophthalmoscope pour éclairer la cavité oculaire, et pour permettre à l'opérateur de se diriger avec certitude vers la partie lésée.

. La médecine légale ne reste pas étrangère aux bienfaits de l'ophthalmoscope. Victime d'un accident, un individu peut alléguer, devant les tribunaux, une diminution de sa vision, soit parce qu'elle est réelle, soit par désir de faire augmenter les dommages et intérêts qu'il réclame. Si les symptômes anatomiques appréciables à l'œil nu et à la loupe font défaut, l'ophthalmoscope seul permet de contrôler l'assertion du demandeur, et rend alors les mêmes services que pour les réclamations devant les conseils de révision.

En présence de ces avantages, il serait à désirer que chaque praticien pût lui-même recourir facilement à l'emploi de l'ophthalmoscope. Mais il faut le dire, les ouvrages publiés jusqu'à ce jour ne réunissent aucune des conditions capables de favoriser les études élémentaires et pratiques. Ces ouvrages, trop prolixes ou trop concis, passent sous silence des questions importantes pour en aborder d'autres avec des développements qui découragent le praticien. Il faudrait pouvoir consulter à la fois tous ces écrits pour avoir une opinion satisfaisante, et le praticien aurait-il les moyens, le temps et la patience de les compulser, alors qu'il aurait besoin d'un ouvrage essentiellement élémentaire, dégagé de toute discussion scientifique et exclusivement pratique.

La présence d'élèves à ma clinique et mes relations

médicales m'ont convaincu qu'un livre ayant ces qualités serait suffisant pour la pratique des médecins non voués à l'étude spéciale de l'ophthalmologie. C'est particulièrement pour eux que je publie ce travail dont la base principale repose sur les faits assez nombreux observés à ma clinique. Car pendant le second semestre de l'année 1860, les années 1861, 1862, 1863 et les trois premiers trimestres de l'année 1864, sur 5,244 malades venus à ma clinique, 1,307 ont nécessité l'emploi de l'ophthalmoscope.

Ceux qui désireraient se livrer à une étude plus approfondie des lésions intra-oculaires, trouveront de plus longs renseignements dans les travaux de longue haleine que je me propose de publier successivement sur la choroïde, la rétine et la papille du nerf optique. L'anatomie de ce dernier organe sera prochainement imprimée.

Octobre 1864.

MANUEL D'OPHTHALMOSCOPIE.

DE L'OPHTHALMOSCOPE.

DÉCOUVERTE ET THÉORIE DE L'OPHTHALMOSCOPE.

Par ophthalmoscopie, mot dérivé de οφθαλμος, œil, et σκοπια action d'observer, on entend l'ensemble des moyens employés pour examiner l'œil. Depuis 1851, le sens de ce mot a été restreint et généralement appliqué à un seul moyen d'investigation, à l'emploi de l'ophthalmoscope.

Les phénomènes perçus à l'aide de cet instrument sont désignés sous le nom de *Symptômes ophthalmoscopiques*, et l'instrument qui permet de les constater a reçu deux noms : *miroir oculaire*, à cause de sa construction physique et *ophthalmoscope*, parce qu'il est le moyen par excellence d'examiner la cavité oculaire.

C'est en recherchant la cause de la coloration noire de la pupille, qu'Helmholtz inventa l'ophthalmoscope en 1851. Supposons, disait-il, que l'œil examiné O A B *(Fig. 1)*, regarde un point lumineux L, situé à une courte distance, les rayons projetés dans l'œil par ce point lumineux L, iront se rencontrer au niveau d'un point O de la rétine ; réfléchis à leur tour par cette membrane, ils sortiront de l'organe, mais comme ils doivent passer par les mêmes milieux qu'ils avaient traversés en entrant, ils y subiront la même réfraction et ils iront se rencontrer en L, leur point de départ pour y former l'image rétinienne du point O.

De cette hypothèse, autorisée par la physique, il concluait qu'on ne pouvait voir la rétine d'une personne que dans le cas où celle-ci regarderait notre œil qui, en cette occasion, serait le point lumineux. La lumière que notre œil peut projeter dans l'œil d'un autre est trop insuffisante pour l'éclairer. De plus, si on voulait placer son œil dans le cône lumineux **A B L** pour recevoir la lumière émanée du point O, on intercepterait, par l'interposition de la tête, les rayons lumineux venus du point **L**. Ainsi notre œil, envoyant peu de lumière et n'en recevant pas du tout, la pupille doit paraître noire, parce que tout ce qui n'envoie pas de lumière à notre œil est noir.

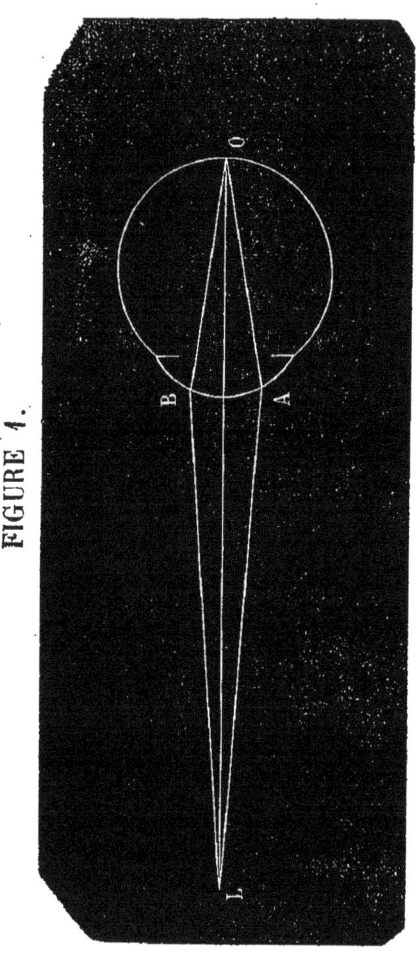

Voilà la théorie de la coloration pupillaire ; il fallait la justifier. La rétine d'un individu ne devenant visible qu'à un œil projetant une grande quantité de rayons lumineux, on devait, pour la voir, trouver un instrument qui permit d'envoyer au fond de l'œil à examiner une lumière suffisante pour l'éclairer, et qui fournit en même temps, à l'œil observateur, les moyens de recevoir les rayons lumineux venus de l'œil. Un simple miroir placé au-devant de l'œil observateur a suffi. En effet, supposons (*Fig. 1*) un miroir placé au point L, ce miroir projetera par réflexion de la lumière dans l'œil jusqu'au point O ; l'œil observateur placé immédiatement en arrière du miroir au point L, recevra la lumière émanée du point O, c'est-à-dire que le champ pupillaire ne sera plus noir, la cavité oculaire sera éclairée et visible. Voilà la découverte de l'ophthalmoscope.

Mais l'œil, par ses milieux réfringents, constitue une véritable lentille convergente dont il faut tenir compte. En physique, on démontre que tout objet situé d'un côté d'une lentille convergente et au-delà de sa distance focale produit une image renversée située de l'autre côté de la lentille. Le même-phénomène se produit pour l'œil où la cornée par sa forme, l'humeur aqueuse, le cristallin et le corps vitré par leur densité, constituent une véritable lentille réfringente. Soit (*Fig. 2*) A B, une portion de rétine éclairée par l'ophthalmoscope. Les rayons lumineux partis de A B viendront faire une image renversée en A'B'. Si l'œil O, regardait la ligne A'B', cette ligne, pour être vue, aurait son image sur la rétine en A B. En un mot, A B et A'B' sont des foyers conjugués, ou bien, pour parler plus clairement, l'image A'B' sera à l'endroit où l'œil serait censé regarder. Cette image A'B' se produisant à l'endroit où regarde le malade, a donc un siége très-variable ; aussi est-elle appelée *image aérienne indéterminée*. Si l'on place une lentille convexe L au-devant de l'œil examiné, l'image ne sera plus en A'B', mais en A"B". Cette image renversée est dite *image aérienne déterminée*, parce qu'elle est toujours à une distance de la lentille un peu inférieure à sa longueur focale. C'est cette image renversée A"B" qui est aperçue par l'œil de l'observateur, et non le fond de l'œil A B, comme beaucoup de gens sont tentés de le croire.

La recherche des deux images dont je viens d'indiquer le mode de production, constitue la *méthode* ou le *procédé par l'image ren—*

versée. Si au lieu d'une lentille convexe, on emploie une lentille concave, on obtient une image droite, car cette lentille forme, avec le cristallin qui est une lentille convexe, une véritable lunette de Galilée, c'est là la *méthode* ou le *procédé par l'image droite.*

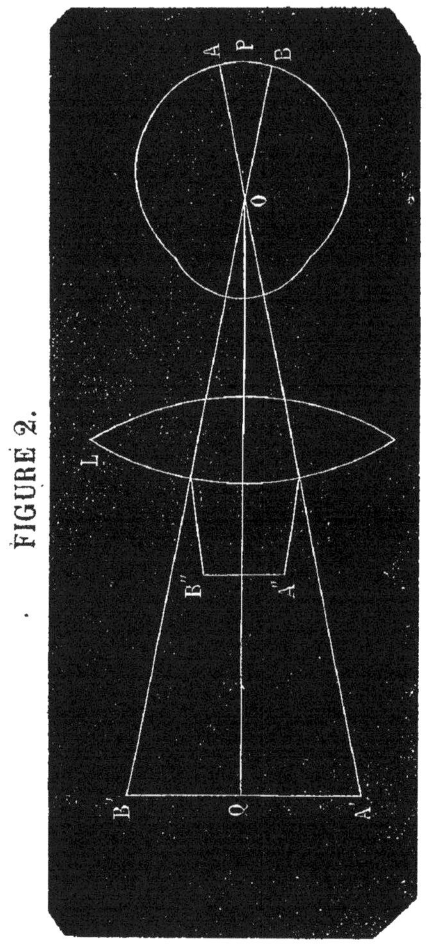

Ces deux méthodes ne s'appliquent qu'à la rétine, la choroïde et la sclérotique, organes que l'on ne voit pas réellement, mais dont on voit seulement les images. Voir ces images, c'est la première difficulté de l'ophthalmoscope. Pour les milieux réfringents, les choses se passent autrement. Le corps vitré, situé en arrière du cristallin, est vu comme un objet placé immédiatement en arrière d'une lentille convexe, c'est-à-dire droit et légèrement augmenté de volume. Le miroir seul suffit ; il n'est pas besoin de recourir à une lentille convexe, à moins que ce ne soit comme à une loupe pour grossir les détails. Quant au cristallin, il suffit de l'éclairer pour en constater les lésions.

DÉFINITION ET INSTRUMENTATION DE L'OPHTHALMOSCOPE.

L'ophthalmoscope est un miroir projetant des rayons lumineux dans l'œil pour en éclairer la cavité en nous facilitant les moyens de recevoir ou les rayons refléchis ou les rayons refractés ; de ces deux cas, le premier constitue *l'éclairage oblique*, et le second *l'éclairage direct*.

Il y a plusieurs variétés d'ophthalmoscopes ; les uns se tiennent à la main, *ophthalmoscopes mobiles,* d'autres sont construits pour être appuyés sur une table, *ophthalmoscopes fixes*. La forme des réflecteurs varie aussi ; de là, des miroirs plans, des miroirs concaves, des miroirs convexes, des miroirs prismatiques ; les uns sont en verre simple ou étamé, d'autres sont en acier, en argent ou en cuivre poli. Il y a des ophthalmoscopes où l'observateur n'emploie qu'un seul œil, *ophthalmoscopes monoculaires ;* il y en a qui exigent l'usage des deux yeux, *ophthalmoscopes binoculaires ;* enfin il y a les *auto-ophthalmoscopes* qui permettent à un individu d'examiner soit son œil droit avec son œil droit, soit son œil droit avec son œil gauche. Les ophthalmoscopes qui refléchissent la lumière à l'aide d'un simple miroir concave, sont appelés *homocentriques*. Ceux qui recoivent, à travers une substance réfringente, la lumière qu'ils refléchissent, sont dits *hétérocentriques*.

De tous les ophthalmoscopes, le plus simple et le plus commode pour la pratique médicale est celui de Jœger. Cependant on doit lui préférer l'ophthalmoscope binoculaire de Giraud-Teulon.

L'ophthalmoscope de Jœger est un miroir concave en verre étamé, dépourvu de tain à sa partie centrale. En arrière, existe une pince destinée à recevoir des verres concaves pour l'étude de l'image droite.

L'ophthalmoscope de Giraud-Teulon se compose, comme le précédent, d'un miroir concave en verre étamé. Il est en outre pourvu d'un appareil dont le but est de doubler l'image aérienne de la rétine et d'amener les deux images à coalescence. Cet instrument donne la sensation du relief, ce qui constitue un immense avantage.

J'ai parlé de deux modes d'éclairage, de deux ophthalmoscopes et de deux manières d'obtenir l'image rétinienne ; pour tout cela, il y a des conditions communes et des conditions spéciales.

Conditions communes. — Il faut : 1° une lumière artificielle, une lampe, une bougie ; la lampe vaut mieux parce que la lumière qu'elle donne est plus intense et ne vacille pas comme celle d'une bougie ; 2° l'obscurité de l'appartement, afin que la lumière artificielle soit plus nette et les images plus faciles à saisir ; 3° la dilatation de la pupille de l'œil à explorer.

L'observateur et l'observé sont assis en face l'un de l'autre, le premier un peu plus haut que le second. Le médecin ayant l'ophthalmoscope dans sa main droite, présente la partie concave du miroir à la lampe, de manière à ce que la lumière soit réfléchie sur l'œil malade. La main gauche est ainsi placée quand la lentille convexe est utile ; l'auriculaire et l'annulaire reposent sur la figure du malade, le médius soulève la paupière supérieure, et l'index et le pouce tiennent la lentille.

Conditions spéciales. — Pour l'ophthalmoscope de Jœger, le malade est assis auprès d'une table sur laquelle il appuie son coude. La lampe est placée sur la table un peu en arrière du coude du malade, et la mèche de la lampe doit être à la hauteur de l'œil à explorer.

Pour l'ophthalmoscope binoculaire de Giraud-Teulon, le malade est assis au-devant de la table, sur laquelle est placée la lampe dont la mèche doit surpasser la tête du malade d'environ dix centimètres.

Pour l'éclairage oblique, la lumière est dirigée sur l'œil malade à l'aide du miroir. L'ophthalmoscope n'a pas ici de position réglementaire, il suffit qu'il ne soit placé ni au-devant ni trop près de l'œil du médecin. Une lentille bi-convexe, placée au-devant de l'œil malade, joue ici un double rôle ; elle concentre la lumière fournie par le miroir sur l'œil à examiner , par conséquent éclaire davantage l'organe ; de plus , elle sert de loupe au médecin , grossit les détails et les lui rend plus appréciables.

Pour l'éclairage direct, l'ophthalmoscope est placé au-devant de l'œil du médecin qui regarde l'œil malade à travers la portion de miroir dépourvue de tain.

L'étude de l'image droite réclame l'éclairage direct avec emploi d'une lentille bi-concave. Cette lentille est placée en arrière du miroir et le médecin doit se rapprocher du malade aussi près que possible. Il est même des cas où les fronts de l'observateur et de l'observé doivent être en contact.

L'étude de l'image renversée, plus commode et plus facile que la précédente, se fait par l'éclairage direct avec une lentille convexe. Le foyer, la transparence et la position de cette lentille doivent être l'objet d'une attention particulière.

Reportons-nous à la figure 2, et supposons que la ligne A'B' est le miroir oculaire et que l'œil observateur est au point Q. J'ai dit que l'image A" B" était éloignée de la lentille L d'une distance inférieure à la longueur focale de cette lentille. Cette longueur focale doit être telle que la distance qui sépare le point Q de la ligne A" B" soit égale à la portée de vue de l'observateur. A cette condition , l'observateur verra l'image rétinienne. Le miroir A' B' ne peut guère être éloigné de l'œil observé de plus d'une quantité Q O qui représente sa longueur focale. D'un autre côté , la lentille L est séparée de la cornée de l'œil O par un intervalle d'un pouce environ. En désignant par M la distance O Q de la longueur focale du miroir A' B'; par L , le foyer de la lentille; par A la portée de vue de l'observateur, on aura la valeur de la lentille à employer par la formule suivante :

$$L = M - (A + 1).$$

Pour les yeux emmétropes ou à vue normale, une lentille 1 3/4 ou 2 est suffisante. Les myopes et les presbytes, en conservant pendant l'examen les lunettes qu'ils ont l'habitude de porter, peuvent se servir d'une pareille lentille, parce que l'usage de leurs lunettes les place dans les conditions d'une vue normale. Règle générale : le foyer de la lentille à employer sera d'autant plus grand que la vue sera plus courte, et vice-versâ.

Le foyer de la lentille L exerce une grande influençe sur l'étendue de l'image A" B". Plus le foyer de L sera grand et plus l'image A" B" sera étendue. Ainsi une lentille n° 5 donnera une image plus étendue qu'une lentille n° 2. Il est donc indispensable que chaque praticien prenne l'habitude de n'employer que des lentilles de même foyer, afin de ne pas être dérouté par des modifications dans l'étendue des images.

La lentille doit être d'une netteté très-grande, car dépolie, rayée, sale ou usée, elle voilerait les images rétiniennes d'un léger nuage qui pourrait être pris pour un état pathologique.

Les faces de la lentille doivent s'écarter le moins possible d'un plan parallèle à celui de l'iris de l'œil observé. Une position trop oblique par rapport à ce plan, donnerait aux images obtenues une forme elliptique.

INCONVÉNIENTS DE L'OPHTHALMOSCOPE.

Avant de passer à l'étude de l'œil normal, je crois qu'il est utile de signaler les inconvénients de l'éclairage direct afin que chacun puisse les éviter autant que possible. Ces inconvénients peuvent être classés en quatre catégories : 1° inconvénients pour l'observateur ; 2° inconvénients pour le malade ; 3° inconvénients physiques ; 4° inconvénients pour le diagnostic.

Inconvénients pour l'observateur. — Le médecin qui n'a pas l'habitude de l'ophthalmoscope, et qui veut dès les premiers jours de ses recherches pousser son examen trop loin et pendant trop longtemps, peut avoir une céphalalgie de peu d'intensité, mais cependant assez incommode. M. Follin ne partage pas cette opinion, et déclare que l'inconvénient est plus apparent que réel. J'avoue ne rien comprendre à cette nouvelle classification de la douleur ; mais voici ce que dit M. Desmarres, à la page 770 du 3ᵐᵉ volume de son traité, en parlant de l'emploi du miroir avec des lentilles biconvexes : « Ce dernier appareil fatigue beaucoup l'œil de l'observateur, et, comme pour l'image droite, il ne faut y avoir recours qu'avec une certaine modération. » A la page suivante, il ajoute : « L'observation de l'image droite est réservée seulement à l'étude des finesses de détail, et, à cause de la fatigue qu'elle occasionne au médecin, on ne doit y recourir qu'avec une certaine prudence. Plusieurs de mes élèves en ont souvent ressenti des douleurs qui se sont prolongées jusqu'au lendemain, et moi-même j'ai bien souvent été atteint d'une névralgie frontale qui n'avait pas d'autre origine. »

La céphalalgie peut se présenter, quelle que soit la forme de la lentille employée, quand il y a abus dès les premiers jours. Un de mes amis et confrères, qui suivait ma clinique, s'étant longtemps occupé à examiner la rétine d'un malade qu'il m'avait amené, fut pris, pendant vingt-quatre heures, d'une névralgie sus-orbitaire. Moi-même, dès le début de mes recherches ophthalmoscopiques, j'en ai, plus d'une fois, ressenti les effets.

On lit dans la *Gazette des Hôpitaux*, année 1861, n° 90, p. 357 :

« M. de Argilagos a fait, à ce sujet, l'expérience suivante : il a soumis un chat, pendant une heure tous les jours, à l'influence de la lumière concentrée au moyen du réflecteur, tantôt seul, d'autre fois avec le secours de la lentille, et, au bout d'un mois, il a remarqué chez cet animal une cécité très-apparente qui se manifestait par sa manière de marcher en tâtonnant même en plein jour. Il n'a pu continuer cette expérience plus longtemps, car il fut aussi atteint lui-même d'une diminution de la vue, avec des mouches volantes en proportions alarmantes, diminution qui allait jusqu'au point de ne pouvoir distinguer une personne à vingt pas. Il alla à la campagne, et, en évitant toutes les causes congestionnantes, il fut délivré, au bout d'un mois et demi, de cet état qui commençait à l'inquiéter. La vue n'est pourtant pas revenue ce qu'elle était avant cette expérience. Ceux qui ont fait usage de l'ophthalmoscope pendant quinze ou vingt minutes ont pu ressentir, au bout de quelque temps, non-seulement une diminution de la vue, mais des céphalalgies assez incommodes. Ces symptômes ne tiennent pas exclusivement à une fatigue de l'appareil accommodateur, ni à une congestion ; ils sont dus, en grande partie, à l'action de la lumière reçue à travers le miroir. »

Les accidents éprouvés par M. de Argilagos sont si rares, qu'il est le seul auteur à attribuer une faiblesse de la vision à l'usage de l'ophthalmoscope. Quant à son mode d'explication pour la fatigue oculaire de l'observateur, je ne saurais l'accepter. Le fond de l'œil examiné apparaît avec une coloration rouge : c'est dire que l'œil de l'observateur reçoit des rayons rouges qui ne sont point les plus lumineux du spectre. Ils possèdent au contraire le maximum des propriétés calorifiques, d'après les expériences de Leslie, Herschel et Bérard. Pour être dans le vrai, M. de Argilagos aurait dû plutôt accuser la chaleur que la lumière, et l'une et l'autre de ces hypothèses me paraît inadmissible. Je crois qu'il faut tout rappor-

ter à une fatigue de l'accommodation , qui disparaît quelques instants après l'examen , sous l'influence du repos ou de lotions
oculaires avec de l'eau fraîche.

Tous ces inconvénients sont de peu de durée , ils peuvent être
évités; et, quand on a l'habitude de l'ophthalmoscope, on a le privilége de ne pas trop les connaître. Ces désagréments passagers ne
suffisent pas pour faire renoncer à l'usage d'un instrument si précieux , et ne doivent nullement décourager le praticien au début
de ses recherches. La modération doit être une règle rigoureuse-
ment suivie. Je recommande toujours à ceux qui se livrent à l'étude
de l'ophthalmoscope de ne jamais pousser leurs investigations au-
delà de cinq à quinze minutes, sans laisser reposer leurs yeux pendant quelque temps. Le vif désir de voir la papille du nerf optique
et ses vaisseaux fait trop souvent prolonger l'examen. Que ceux qui
débutent prennent patience, leurs efforts seront couronnés de
succès ; qu'ils n'oublient pas que l'étude de l'ophthalmoscope a ses
lenteurs , car voici l'aveu du Dr Metaxas dans une thèse très-bien
faite sur l'exploration de la rétine : « Je ne crains pas d'avouer que
j'ai examiné des yeux pendant trois mois sans avoir pu découvrir
la papille. Je n'étais dirigé par personne au commencement de mes
études ophthalmoscopiques, et je ne voyais dans l'œil littéralement
que du feu ; plus tard, je distinguai l'image du miroir, que je pris
pour la papille. Enfin, en examinant un amaurotique, je reconnus
mon erreur, et je distinguai nettement la papille du nerf optique,
que j'ai toujours trouvée depuis dans le cas où elle peut être aperçue. Beaucoup de mes collègues m'ont avoué avoir éprouvé les
mêmes difficultés au début de leurs études ophthalmoscopiques. »
(*Thèse de Paris,* p. 20, 1861.)

Inconvénients pour le malade.—Les inconvénients pour
le malade sont plus sérieux, et ils sont dus à un examen trop prolongé. La lumière intense envoyée sur la rétine et la choroïde par
le miroir permet de se rendre compte des désordres qui en peuvent résulter. Les anciennes classifications des amauroses ne sont
pas encore oubliées, et l'on sait que Mackenzie a décrit une variété
d'amaurose sous le titre suivant : « Amaurose par congestion ou
inflammation de l'appareil nerveux optique, occasionnée par l'ex-

position des yeux à une lumière trop vive. » Les amauroses produites par l'examen, sans verre coloré, d'une éclipse solaire rentrent
dans cette catégorie. Ces faits pratiques permettent de comprendre
que la lumière projetée par le miroir et longtemps continuée peut
causer des dommages au malade. Aussi tous les auteurs sont-ils
unanimes à conseiller, à ceux qui débutent, l'examen des malades
atteints d'amauroses cérébrales, malades chez lesquels l'action de
la lumière peut être longtemps prolongée. Un malade atteint d'une
pareille affection peut être successivement examiné et sans dis-
continuer par plusieurs personnes sans qu'il en résulte aucun inconvénient. Il n'en serait pas de même chez des malades atteints
d'inflammations, car, à l'état physiologique, le miroir amène la
congestion de la rétine et de la choroïde, c'est-à-dire qu'il doit être
prompt chez des sujets atteints d'hypérémie rétinienne ou choroïdienne; chez les sujets au début d'hémorrhagies, il doit être
plus prompt, car l'augmentation de la congestion oculaire pourrait
devenir une cause d'aggravation.

« Pour les premiers essais d'ophthalmoscopie, dit mon savant
maître, M. Sichel, il convient de choisir des malades dont les pupilles soient larges et immobiles ou peu mobiles, ou de dilater la
pupille à l'aide d'une solution d'atropine. On aura toutefois soin de
de ne choisir ni des malades affectés de photophobie ou d'affections
inflammatoires intenses des membranes internes, ni même des personnes dont les yeux soient parfaitement sains, à cause du danger
qu'aurait dans tous ces cas un examen prolongé à une lumière vive.
J'ai vu un confrère affecté pendant longtemps d'une amblyopie
rétinienne congestive, pour s'être trop complaisamment prêté aux
essais ophthalmoscopiques d'un ami » (*Iconographie*, p. 751.)

D'après Anagnostakis, la lumière ne fatigue pas le malade. Voici
ce qu'il dit à cet égard : « Quelques chirurgiens m'ont demandé
si cette concentration de lumière ne fatigue pas l'œil du malade.
Dans la grande majorité des cas où l'on a recours à l'ophthalmoscope, l'œil a déjà perdu en partie ou en totalité sa sensibilité à la
lumière; or, dans ce cas, loin de ménager cette sensibilité, il serait
plutôt indiqué de la réveiller par la lumière, qui est l'excitant na-
turel de la rétine. On n'ira pas sans doute soumettre à un pareil

examen un œil atteint d'ophthalmie aiguë avec photophobie avant
d'avoir guéri celle-ci. Du reste, sur la facilité d'application de cet
instrument, l'expérience est toujours de si courte durée, qu'il ne
m'est jamais arrivé qu'un malade ait accusé la moindre fatigue de
l'œil. » (*Annales d'oculistique*, t. 31, p. 829.)

M. Deval, dans un ouvrage assez récent, ne partage pas cette
opinion. Voici ce qu'il dit des dangers d'une examen trop prolongé :

« Il est un précepte qu'on ne saurait rappeler assez aux jeunes
médecins qui débutent dans les études ophthalmoscopiques, c'est
que les investigations de ce genre devront toujours avoir une très-
courte durée. N'a-t-on pas vu des causes analogues à l'éclat du miroir
ophthalmoscopique engendrer des amblyopies et des amauroses ?
M. Cornaz a relaté le cas d'un oculiste qui, après avoir fatigué outre mesure son malade avec l'ophthalmoscope, occasionna chez lui
une cécité soudaine et complète. Si, quand on visite longtemps le
fond de l'œil avec cet instrument, les parties qui le constituent se
congestionnent, rougissent, de même que la conjonctive s'injecte
par un examen assidu, n'a-t-on pas de grands inconvénients à
redouter chez les malades en proie à des désordres congestifs du
côté des yeux ? L'expérience ayant démontré qu'une funeste pré-
disposition rendait un œil enclin à devenir glaucomateux, quand un
glaucome a déjà envahi son congénère, la prudence commande de
n'explorer le premier qu'avec la plus grande réserve. » (*Maladies
des yeux*, p. 59.)

J'ignore le lieu où Deval a puisé ce renseignement fourni par
Cornaz. Peut-être ce dernier auteur a-t-il eu sous les yeux, en parlant ainsi, le passage suivant de Jœger : « L'application répétée et
prolongée d'un miroir très-clair n'est pas en général suivie d'accidents fâcheux ; on rencontre cependant des cas où il n'en est pas
ainsi, et j'ai moi-même observé, spécialement dans les affections inflammatoires de la rétine, que cette application donne souvent lieu à
une aggravation prononcée de la maladie, et quelquefois même à la
cécité complète pendant ou immédiatement après l'examen. »
(*Annales d'oculistique*, t. 48, p. 104.)

Cet accident est très-rare. Quant à moi, je ne l'ai jamais observé,
Il est vrai que j'ai l'habitude d'explorer rapidement quand mes ma-

lades se plaignent de fatigue, soit par pusillanimité, soit par réalité.

M. de Argilagos, dans un article intitulé : « Sur un nouveau moyen de corriger l'influence fâcheuse que la lumière exerce sur les yeux soumis à l'examen de l'ophthalmoscope », signale un nouvel inconvénient pour le malade, inconvénient qu'il attribue aux propriétés chimiques des rayons lumineux ; et il propose, pour remédier à cette action, l'emploi d'une lentille en verre d'urane à teinte verte très-claire. « Sa coloration verdâtre, dit-il, transforme la couleur rouge ou jaune de la lampe presque complètement en lumière blanche, qui serait, suivant quelques auteurs, la plus supportable par la rétine. » Cette transformation me paraît impossible ; la théorie de Newton dit bien que le vert est la couleur complémentaire du rouge, mais non celle du jaune, propriété qu'elle attribue aux rayons violets.

M. de Argilagos a pris pour point de départ les travaux de **M.** Regnault sur la fluorescence des milieux transparents de l'œil, fluorescence due aux rayons violets qui, d'après Scheele et Wollaston, ont le maximum des propriétés chimiques. La cornée et le cristallin ont la propriété d'absorber ces rayons dont la continuité d'action peut être une cause de désorganisation. C'est pour empêcher les rayons chimiques d'arriver à l'œil, que la lentille fluorescente d'urane a été employée.

M. de Argilagos a conseillé non-seulement l'urane à cause de sa fluorescence, mais aussi à cause de ses propriétés athermanes. Il prétend que des malades ont éprouvé une sensation de chaleur intra-oculaire à la suite d'examen ophthalmoscopique. Malgré toutes les questions que j'ai pu faire à ce sujet, je n'ai encore pu me convaincre de la pénétration des rayons caloriques jusqu'à la rétine. Mes résultats négatifs ne m'étonnent nullement, car on sait que l'intensité calorique des radiations obscures est décuple de celle des radiations lumineuses dans une lampe Carcel, et les rayons caloriques sont absorbés, 6/9 par la cornée, 2/9 par l'humeur aqueuse, et le neuvième restant par le cristallin et l'humeur vitrée. La chaleur qui arrive à la rétine est donc nulle.

La lentille d'urane peut être employée ; mais les inconvénients qu'elle est destinée à combattre ne me paraissent pas suffisamment démontrés.

Inconvénients physiques. — Les inconvénients physiques sont pour les commençants une cause de gêne et d'erreur. Ces inconvénients tiennent aux propriétés catoptriques de l'œil et à certaines opacités que je réserve à l'étude des inconvénients pour le diagnostic.

L'image de la flamme formée par la cornée vient se placer dans le champ pupillaire et masque le fond de l'œil. En faisant exécuter à la lentille de légers mouvements par rotation autour de ses axes verticaux ou horizontaux, on peut déplacer cette image très-facilement. Une modification dans la situation de la lampe ou du miroir peut aussi amener un pareil résultat. Avec un peu d'habitude, cette image est toujours facile à éviter. Quand le malade regarde en haut, l'image de la flamme ne gêne jamais, car elle apparaît sur la partie inférieure de l'iris, quoique, en réalité, elle soit située dans un plan postérieur.

Cette image, la plus constante et la plus appréciable, n'est pas la seule qu'on puisse observer. Les deux surfaces de la lentille biconvexe employée et les deux surfaces du cristallin peuvent donner lieu à quatre images adventives. M. Giraud–Teulon a longuement exposé la théorie de leur formation. Je les signale pour mémoire, car, pour les constater, il faut les rechercher, et ce n'est pas le but qu'on se propose dans l'emploi de l'ophthalmoscope.

« Dans la pratique, dit M. Giraud–Teulon, il n'y a guère que celles des images qui sont reflétées par la cornée, et quelquefois la cristalloïde postérieure, qui aient, la première au moins, des dimensions vraiment gênantes, celles données par la cristalloïde antérieure étant en général très-pâles et très-petites. » (*Physiologie et Pathologie fonctionnelles, etc.*, p. 598.)

Pour éviter ces images adventives , M. Giraud–Teulon conseille l'emploi de lentilles périscopiques au lieu de lentilles biconvexes. « L'emploi de la lentille objective, plan convexe ou périscopique , faisant disparaître du chemin de l'observateur, par son inclinaison, les images de la seconde face en même temps que celle de la fac-antérieure , ce que ne fait ni ne peut faire la lentille biconvexe , il ne reste plus à considérer que les images fournies par le convexité et la concavité du cristallin et par la cornée. La première, très-petite, n'est guère de nature à gêner l'observateur ; il convient pourtant de faire diriger le regard de l'observé de façon à rejeter, s'il est possible, cette image à droite ou à gauche du point que l'on observe. L'inclinaison de la lentille objective pourra toujours, par son effet prismatique qu'il est facile de régler en tâtonnant, corriger le petit dérangement de l'axe de la vision. Quant à l'image théorique donnée par la surface postérieure du cristallin, une direction convenable du globe l'élimine ordinairement avec facilité. Cette direction est d'ailleurs celle même que l'on donne à l'œil observé pour l'examen ophthalmoscopique. » (*Loc. cit.*, p. 601.)

Toutes ces images ont si peu d'inconvénients, qu'on aurait pu les passer sous silence, si le talent de **M.** Giraud-Teulon n'était venu leur donner une importance qu'elles n'auront jamais.

Il y a une illusion d'optique qui n'a été rectifiée que par l'anatomie pathologique, et qui peut encore en imposer à ceux qui n'ont pas l'habitude des recherches ophthalmoscopiques. Elle tient à ce que les parties les plus éclairées paraissent situées sur un plan antérieur à celles qui le sont le moins. Ainsi la tache blanche fournie par la sclérotique dans le staphylome postérieur a été prise pour une exsudation formant relief, tandis qu'en réalité elle est située dans un plan postérieur à la choroïde. Dans le glaucome, le centre de la papille du nerf optique est plus éclairé que les bords ; de là, une illusion d'optique qui fait croire à une saillie, tandis qu'il y a concavité. Jœger, le premier, signala cette déformation, et s'en laissa imposer jusqu'à ce que l'anatomie pathologique vînt lui démontrer une concavité là où il croyait voir une convexité. Pour éviter de pareilles erreurs, il faut examiner avec soin la direction des vaisseaux de la rétine, dont la courbure indiquera facilement une saillie ou une dépression, ou bien faire usage de l'ophthalmoscope de Giraud-Teulon qui donne la sensation du relief.

Une cause d'erreur assez fréquente pour ceux qui débutent, c'est l'image du miroir sur la rétine, prise pour la papille du nerf optique. Le petit diamètre de cette image et l'absence des vaisseaux font parfaitement reconnaître l'erreur.

Il est un effet physique qui semble au premier abord constituer un paradoxe. Sous l'influence d'une lumière trop vive , quelques opacités de la cornée, du cristallin, de l'humeur aqueuse ou vitrée, disparaissent alors qu'on serait tenté de croire qu'une lumière plus intense doit les rendre plus apparente. Le fait est si constant, qu'il est recommandé par tous les auteurs de n'employer qu'une faible lumière pour constater les opacités légères des organes autres que la rétine et la choroïde. Je ne puis me rendre compte de ce phénomène que de la façon suivante : ces opacités ne sont appréciées que par l'ombre qu'elles projettent sur la rétine ou la choroïde ; une lumière trop vive éclairant le fond de l'œil , anéantit cette ombre, et, par suite, nous rend la lésion innappréciable.

Un autre inconvénient physique que j'ai signalé dans un mémoire adressé à la Société de Médecine de Bordeaux , prend sa source dans le défaut de courbure hyperbolique de la cornée. La cornée se rapprochant alors de la sphère, donne lieu à la formation d'une traînée lumineuse qui obstrue le champ pupillaire. Ce phénomène , dû aux caustiques par réflexion , est rare , car presque toutes les cornées sont à courbe hyperbolique.

Les cornées coniques , qui constituent le staphylome pellucide de la cornée, s'opposent à tout examen de l'œil. Quelle que soit la position de l'instrument, de la lampe, et de l'œil malade, on a toujours des caustiques par réflexion. C'est l'examen d'un cas de cette nature qui me permet d'émettre une pareille assertion. Le Dr Bader, dans un cas identique , n'a pas été plus heureux que moi ; il s'est borné à constater le fait sans essayer de l'expliquer. « J'ai eu, dit-il, l'occasion d'observer un cas de cornée conique aux deux yeux ; la cornée , examinée à l'œil nu , était complètement transparente, et l'on ne voyait à la pointe du cône aucune trace d'opacité. En regardant au travers de cette membrane au moyen du miroir oculaire , il m'a été impossible de reconnaître le point d'émergence des nerfs optiques , les vaisseaux , enfin tous les objets du fond de l'œil, sans pourtant pouvoir examiner aucun des objets situés directement derrière la cornée. »

Inconvénients pour le diagnostic. — Outre les inconvénients que je viens de passer en revue, il y a des inconvénients que j'appellerai inconvénients pour le diagnostic. Je ne citerai que pour mémoire la congestion oculaire produite par un examen prolongé, et pouvant faire croire à une choroidite congestive. «Sous l'influence d'une grande concentration de rayons lumineux dans l'intérieur de l'œil, dit **M.** Guérineau, les membranes internes se congestionnent, et leur aspect n'a plus cette teinte rose caractéristique de l'état normal, mais elles présentent une coloration rouge assez intense. Toutefois, il faut bien le dire, cette rougeur n'atteindra jamais celle qu'on rencontre dans la choroidite congestive. » (*De l'ophthalmoscope*, p. 188.)

On a vu que le fond de l'œil ne peut être exploré qu'à la condition expresse que les rayons lumineux puissent arriver sur la rétine; si une cornée ou un cristallin opaque s'opposent au passage des rayons lumineux, l'examen ne pourra être fait, et l'ophthalmoscope sera d'une valeur insignifiante.

Les synéchies postérieures peuvent, en s'opposant à la dilatation de la pupille, ne pas permettre l'exploration de certaines parties de la rétine. Aussi est-ce avec raison que Liebreich a dit : « Une petite partie du corps vitré, celle qui est située le plus près des parties antérieures de la choroïde, échappe presque toujours à l'examen ; cette partie soustraite aux investigations est d'autant plus grande, que la pupille est plus étroite. Il suit de là qu'il est très-essentiel de dilater la pupille aussi complètement que possible, ce qui est malheureusement impraticable dans beaucoup de cas où, à cause de l'inflammation de l'iris et de la partie antérieure de la choroïde, on peut soupçonner des obscurcissements précisément dans les parties du corps vitré dont l'accès est le plus difficile. » (*Trad. Mackenzie,* t. 2, p. **XXXIV**.)

L'opacité du cristallin peut quelquefois ne pas s'opposer à l'examen de la rétine. « Il est souvent possible, dit Bader, de s'assurer dans quel état se trouve l'espace du fond de l'œil situé derrière la cataracte, et de juger ainsi si le corps vitré n'offre rien d'anormal ou bien si la rétine n'a pas éprouvé de décollement, etc. » (*Loc. cit.* , p. 269.) Mon ami le Dr Burgade m'a amené un malade chez lequel nous avons pu constater, malgré une opacité assez avancée des cristallins, une atrophie de chaque papille du nerf optique. J'ai pu arriver à un diagnostic de même nature et dans les mêmes conditions chez deux autres malades. De pareils résultats ne sont obtenus qu'avec l'aide de miroirs concaves ayant un rayon de courbure peu étendu.

Ces inconvénients sont inhérents à la nature des choses. L'habitude peut bien, en certains cas, en amoindrir les effets, mais il ne peut toujours en être ainsi. Mis en parallèle avec les avantages, les inconvénients, la plupart faciles à éviter, ont une minime importance, et ne suffisent pas pour faire rejeter un instrument qui trouve, comme tous ceux que la médecine emploie, des circonstances où son utilité n'est pas appréciable.

EXAMEN DE L'OEIL NORMAL.

ÉCLAIRAGE OBLIQUE.

Le champ pupillaire présente une légère teinte grisâtre ,
d'autant plus prononcée que l'individu est avancé en âge, et que
la cornée est plus bombée. Cette coloration est due au sommet du
cône lumineux fourni par le miroir, cône qui a pour base le miroir,
et pour sommet, son foyer. Cette teinte varie avec les positions
du miroir ; elle atteint son maximum d'intensité chez les individus
âgés, parce que chez eux, le cristallin prend physiologiquement
une teinte ambrée, que l'éclairage oblique rend plus apparente.

On constate en outre dans le champ pupillaire de petits points
lumineux ; ce sont les images de la lumière artificielle formées,
celle qui est la plus apparente, par la cornée; l'autre par la capsule postérieure du cristallin, la troisième très-difficile à voir et
plus petite que les précédentes, est donnée par la capsule antérieure du cristallin. Ce sont là les images de Purkinje ou de
Sanson. La cornée et la cristalloïde antérieure jouent le rôle du
miroir convexe et donnent des images droites; la cristalloïde
postérieure, faisant les fonctions d'un miroir concave, donne une
image renversée, intermédiaire aux deux autres.

ÉCLAIRAGE DIRECT.

Le champ pupillaire revêt une coloration rouge, qui n'est qu'une
vague image de la circulation choroïdienne. Cette coloration est
d'autant plus nette que la pupille est plus large, et que le sujet
observé est moins brun, car chez les individus bruns, le pigment

de la choroïde plus abondant que chez les blonds, masque une plus grande quantité de vaisseaux choroïdiens.

En employant une lentille convexe et en faisant diriger l'œil à examiner un peu en haut et en dedans (parce que la papille est située en bas et en dedans de l'axe optique) on aperçoit l'image de la papille du nerf optique (Planche I, *fig.* 2), image à-peu-près circulaire, d'une teinte rose pâle mélangée à une teinte jaunâtre, coloration due aux ramifications des vaisseaux et aux rayons jaunes de la lumière artificielle

Cette teinte n'est pas uniformément répandue sur toute la surface de la papille, car en examinant attentivement, on remarque de légères nuances qui permettent de constater un cercle central entouré de deux anneaux concentriques.

L'anneau externe, improprement désigné sous les noms de *limite scléroticale, cercle limitant, cercle externe*, est d'un blanc nacré. Il est dû à la réflexion de la lumière par la sclérotique. Cet anneau n'est pas constant et quand il existe, il est plus ou moins appréciable. Chez certains individus, il est à peine visible, tandis que chez d'autres il est fort large. *L'anneau interne* constitue *la limite propre* de la papille. Il a une teinte grise comme ombrée ; cet anneau est dû aux replis des tubes nerveux, qui après s'être dirigés d'arrière en avant, se coudent à angle droit pour se diriger vers la rétine. Le *cercle central ou fond de la papille*, est d'un blanc chagriné. On y remarque les points de sortie et d'entrée de l'artère et des veines. La couleur blanche est formée par la lame criblée. Les vaisseaux, en écartant les fibres optiques, la rendent très-visible au point de leur émergence. C'est pour cela qu'à ce point, le cercle central présente son plus vif éclat de blancheur.

La papille de tout œil emmetrope donne avec une lentille convexe 1 3/4 une image qui atteint 0,005 à 0,007 d'étendue. Chez les myopes, elle est plus petite et chez les presbytes, elle est plus grande. L'étendue varie aussi en raison directe de la distance focale de la lentille ; plus le foyer est court et plus l'image est petite.

Autour de la papille, la choroïde présente dans sa couche pigmentaire des variations qu'il importe de connaître. Fort souvent les cellules pigmentaires sont très-nombreuses. Leur nombre et leur disposition donnent au contour de la papille un aspect particulier. Quand les cellules sont peu nombreuses. (Planche 1, *fig. 2*), le contour de la papille est légèrement ombré. D'autrefois, les cellules sont si abondantes, qu'elles masquent les vaisseaux de la choroïde, et forment autour de la papille un croissant noir.

La rétine normale étant transparente, ne se révèle à l'observateur que par ses vaisseaux. Ces vaisseaux émergent du cercle central de la papille, et se dirigent vers l'ora serrata, (Planche 1, *fig. 2*). Les artères sont d'un rouge clair et plus petites que les veines qui sont d'un rouge foncé. Les vaisseaux présentent souvent un phénomène désigné sous le nom de *double contour ;* le canal sanguin prend une teinte d'un blanc jaunâtre au centre, paraît vide, et le vaisseau n'est dessiné que par ses bords formant deux lignes rouges, accentuées et parallèles.

On observe quelquefois, mais rarement, dans les veines, des alternatives de dilatation et de contraction. Ce phénomène peut-être produit à volonté, et rendu manifeste en comprimant le globe oculaire. Ces pulsations sont isochrones avec les contractions du ventricule gauche du cœur.

Au niveau de l'extrémité postérieure de l'axe optique, la rétine présente un petit point clair, entouré d'une zône légèrement ombrée; c'est la *tâche jaune, macula lutea* ou *fosse centrale de la rétine;* difficile à constater même avec le procédé de l'image droite, à cause de l'image formée par la cornée.

En arrière des vaisseaux de la rétine et sur le fond rouge de l'œil, on aperçoit des trainées brunâtres, s'irradiant du pourtour de la papille vers l'ora serrata (Planche 1, *fig. 2*); ce sont les cellules pigmentaires de la choroïde. Dans les intervalles de ces irradiations, on distingue de gros vaisseaux tortueux, qui sont les vaisseaux profonds de la choroïde.

EXAMEN DE L'OEIL PATHOLOGIQUE.

Avant de recourir à l'emploi de l'ophthalmoscope, il est bon de procéder à l'interrogatoire du malade. Les renseignements qu'il donne sur la marche de son affection et sur les sensations qu'il éprouve, mettent souvent sur la trace des lésions, ce qui permet d'abréger la durée de l'examen.

La pupille sera dilatée, si elle est trop étroite, si l'on soupçonne des lésions du cristallin ou la présence d'un corps étranger. Dans les recherches médico-légales, la dilatation de la pupille est d'une indispensable utilité. Quelques gouttes d'une solution d'extrait aqueux de belladone ou de sulfate neutre d'atropine, en instillation dans l'œil, suffisent. Cependant, la mydriase qui résulte de cette instillation devient une cause de gêne pour la vision. Il est alors prudent quand les deux yeux sont malades, de réserver pour l'instillation et pour l'examen, celui dont la vision est le plus affaiblie. En agissant ainsi, on ne prive le malade que de son mauvais œil. Il peut alors vaquer sans gêne à ses occupations à l'aide de son autre œil. Si la dilatation des deux pupilles était absolument indispensable, on devrait, l'examen achevé, placer dans chaque œil un petit carré de papier de fève de Calabar, substance qui à la propriété d'amener le rétrécissement de la pupille.

On débutera par l'éclairage oblique afin de reconnaître l'état du cristallin; puis on passera à l'éclairage direct, d'abord sans lentille, et en faisant exécuter à l'œil observé, des mouvements brusques pour s'assurer s'il y a des substances flottant dans le corps vitré; et ensuite avec une lentille pour constater l'état de la rétine de la choroïde et de la papille du nerf optique.

Les lésions à examiner avec l'ophthalmoscope sont celles du cristallin, du corps vitré, de la choroïde, de la rétine et de la

papille du nerf optique. Toutes ces lésions, celles du cristallin ex-
ceptées, constituent le vaste groupe des affections amaurotiques.
Leur marche est quelquefois d'une lenteur telle qu'il est bien
difficile d'en apprécier la progression à l'aide d'examens ophthalmoscopiques, répétés à quelques jours d'intervalle. Il faut alors
compléter ces examens par deux épreuves successives; une lecture pour mesurer l'acuité de la vision, et l'étude du champ visuel pour connaître l'étendue de la sensibilité rétinienne.

Pour la première épreuve, on engage le malade à lire des caractères de différentes dimensions, et l'on note à la fois, et le
diamètre des lettres et la distance à laquelle elles ont été lues. Un
moyen très-simple de reconnaître la distance à laquelle, une vue
normale doit lire sans fatigue un caractère quelconque, c'est de
mesurer en millimètres le diamètre vertical de la lettre. Ce chiffre
doublé donne en pieds, la distance à laquelle il faut lire. Ainsi
des lettres de deux millimètres doivent être lues à quatre pieds de
distance.

Pour faciliter cette épreuve, j'ai composé une échelle typographique, qui diffère de celles qui ont été publiées. Avec cette
échelle, pour avoir le degré d'acuité de la vision du malade, on
divisera la distance D, mesurée en pouces à laquelle le numéro N
a été lu, par le chiffre de ce même numéro, multiplié par 12.
Supposons que le malade à un premier examen, lise le N. 9 à 4
pouces, l'acuité de sa vision sera :

$$\frac{D}{12\,N} = \frac{4}{9.12} = \frac{1}{27}$$

C'est-à-dire 1/27 de l'état de normal. A un examen subséquent,
il sera facile de constater si la fration $\frac{D}{12\,N}$ a augmenté ou diminué.
Plus la valeur de D se rapprochera de la valeur de 12 N et plus
l'amélioration sera grande et *vice-versâ*. Ainsi conçue, cette épreuve
n'est pas d'une rigoureuse précision mathématique, mais elle peut
amplement suffire aux exigences de la pratique médicale.

Il y a une importante observation à faire, c'est de ne pas

confondre *l'amétropie* ou altération de la puissance de l'accommodation avec la diminution de l'acuité de la vision. En effet, un malade lit un numéro de l'échelle typographique à une distance inférieure à celle qui est indiquée pour toute vue normale ou *emmétrope*, ce malade a-t-il une myopie ou un défaut d'acuité de la vision ? Pour résoudre cette question, voici une série de points que tout œil exclusivememement amétrope doit voir sans confusion à une distance qui variera suivant le degré de myopie ou de presbytie. Quant il y aura diminution de l'acuité de vision, la série de points ne donnera au malade que la sensation d'une ligne brisée, frangée, baveuse, ou ne pourra être distinguée.

....

Ces points qui correspondent au n° 4 des échelles de Giraud-Teulon et de Snellen, devraient, d'après ces auteurs, être aperçus par une vue normale, nettement séparés les uns des autres, à une distance de 1 mètre 33 ou 4 pieds. A cette distance, chaque point forme sur la rétine, une image sous-tendue par une angle d'une minute et ayant 5 millièmes de millimètre d'étendue. A mon avis, la vision normale ainsi mesurée serait toujours très-rare ; aussi je regarde comme emmétrope tout œil qui distingue nettement ces points à 1 mètre ou 3 pieds.

ÉCHELLE TYPOGRAPHIQUE.

Abréviations. — T. I. Termes d'imprimerie. = S. S. J. numéro correspondant de l'échelle typographique ou Schrift-Scalen de Jœger. = D. distance à laquelle une vue normale doit lire.

N° I

T. I. — Perle. = S. S. J. — n° 1. = D. — 0ᵐ 33 ou 1 pied.

Qu'est-ce que la patrie ? c'est une mère commune que la Providence donnoà ces grandes familles qu'on appelle les nations, génie invisible dont les touchantes et secrètes inspirations se font sentir à tous les hommes qui vivent en société. En vain a-t-on prétendu de nos jours concentrer son influence dans les seules républiques. Protestons d'abord contre ce dogme décourageant si bien démenti par nos annales.

N° 2

T. I. — Nompareille. = S. S. J. — n° 5. = D. — 0^m 67 ou 2 pieds.

Instruire les hommes et les éclairer, c'est le droit de la sagesse éternelle ; rendre aux hommes cette même sagesse sensible, c'est le privilége des rois ; ils en sont par état les ministres et les oracles ; elle monte avec eux sur le trône ; c'est là qu'elle médite le bonheur de l'univers, et qu'elle en a fixé la source aussi pure que féconde.

N° 3

T. I. — Philosophie. = S. S. J. — n° 8. = D. — 1 mètre ou 3 pieds.

A la vue de l'éclat qui l'attendait, dans ce moment de séduction où tout est pour la nature, où le cœur s'éveille, pour ainsi dire, et se fait un mérite de tout sentir, Louis donna tout aux réflexions et n'accorda rien à la surprise.

N° 4

T. I. — Saint-Augustin. = S. S. J. — n° 11. = D. — 1 mètre 33 ou 4 pieds.

Maître de tout ce qui l'environnait, Louis sentit qu'il devait l'être encore de son cœur, et mériter l'empire que la nature lui donnait sur les hommes, par celui qu'il obtiendrait sur la nature elle-même.

N° 5

T. I. — Gros-romain. = S. S. J. — n° 13. = D. — 1 mètre 67 ou 5 pieds.

La religion se fait sentir dans tous les états : pour être respectée, elle n'a besoin que d'elle-même.

N° 6

T. I. — Capitales corps 12. = D. — 2 mètres ou 6 pieds.

LES HONNEURS, LES DIGNITÉS NE PEUVENT
ÊTRE L'ALIMENT DE L'ESPRIT GÉNÉRAL; TOUT
CITOYEN N'A PAS DROIT AUX DISTINCTIONS;
MAIS IL A DROIT A LA BIENFAISANCE PU-
BLIQUE.

N° 8

T. I. — Capitales corps 16. = D. — 2 mètres 67 ou 8 pieds.

**LES ÊTRES EXTRAORDINAIRES NE CON-
NAISSENT PEUT-ÊTRE PAS LA LENTEUR DES
DÉVELOPPEMENTS.**

N° 9

T. I. — Petit canon. = D. — 3 mètres ou 9 pieds.

**J'appelle une grande
âme, celle qui se mon-
tre toujours ce qu'elle
doit être.**

N° 10

T. I. — Capitales corps 18. = D. — 3 mètres 33 ou 10 pieds.

L'ORPHELIN, LE PAUVRE, LE FAIBLE, TOUS SONT HEUREUX DES PROMESSES DE L'AVENIR.

N° 11

T. I. — Classiques corps 20. = D. — 3 mètres 67 ou 11 pieds.

LES ENFANTS S'AMUSERONT.

N° 13

T. I. — Gros canon. = D. — 4 mètres 33 ou 13 pieds.

La vertu est immortelle.

N° 16

T. I. — Capitales corps 28. = D. — 5 mètres 33 ou 16 pieds.

DIEU VOIT ET CONNAIT TOUT.

N° 17

T. I. —Égyptiennes corps 56. = S. S. J. — n° 18.= D.— 5 mètres 67 ou 17 pieds.

préparation précieuse.

N° 20

T. I. — Capitales gros canon. = D. — 6 mètres 67 ou 20 pieds.

ESPÉRANCE SOULAGE.

N° 27

T. I. — Capitales égyptiennes corps 56. = D. — 9 mètres ou 27 pieds.

VIOLET.
ROUGE.

N° 60

T. I. — Capitales modernes corps 88. = D. — 20 mètres ou 60 pieds.

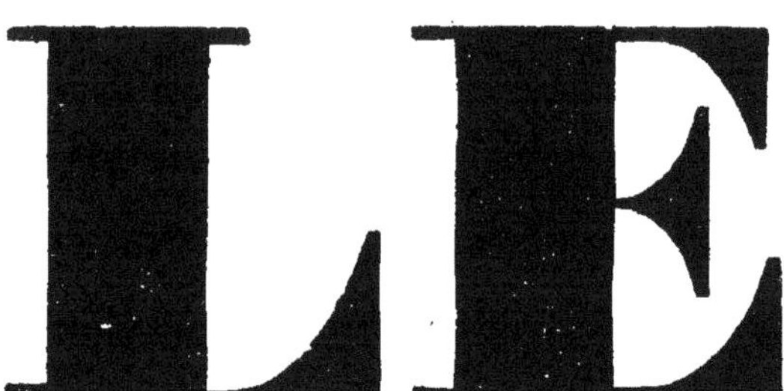

L'étude du champ de la vision permet de reconnaître mathématiquement l'étendue de la sensibilité de la rétine. Le moyen le plus rapide et le plus pratique de faire cette étude, est le suivant.

Le malade, ayant l'œil à examiner seul découvert, est placé en face d'un mur ou d'un écran vertical, sur lequel est établi un point

de repère P (*Fig. 3*), situé à la hauteur de l'œil exploré. Pendant
que l'œil du malade O fixe attentivement le point P , le médecin
promène son doigt verticalement en haut. A P, et en bas P B , et
horizontalement à gauche, D P ; et à droite , P C, du point fixé et
dans d'autres directions obliques. Le doigt est arrêté à l'endroit où
le malade déclare commencer à le perdre de vue. Ceci fait , il faut

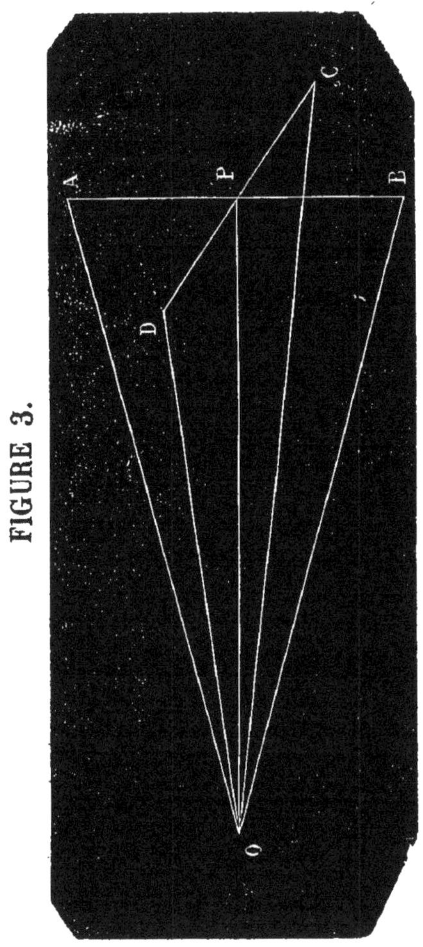

calculer la valeur des angles en O. Pour cela , on mesure la distance O P qui sépare l'œil examiné O du point de repère P , puis
l'étendue comprise entre le point de repère P et lieu A, par

exemple, où le doigt aura été arrêté. On aura, dans ce cas, la valeur de l'angle A O P, par la formule suivante :

$$\text{Log. tang. A O P} = 10 + \text{Log. A P} - \text{Log. O P.}$$

On calculera de même la valeur des angles B O P, C O P, D O P. Mais afin d'éviter à chacun les ennuis de tous ces calculs, j'ai dressé le tableau suivant, pour lequel j'ai supposé l'œil du malade à 50 centimètres du point fixé. La première colonne indique, en centimètres, la distance du point où le doigt a été arrêté au point fixé; la seconde colonne donne la valeur de l'angle en degrés, minutes et secondes. Ainsi, si pendant l'expérience le doigt s'est arrêté au point A, à une distance A P de 16 centimètres du point fixé, en cherchant dans la première colonne 0, 16, on aura en regard la valeur de l'angle A O P qui est de 17° 44' 40"

TABLEAU POUR LA MESURE DE L'ANGLE VISUEL.

LA DISTANCE DE L'ŒIL AU POINT FIXÉ EST DE 50 CENTIMÈTRES.

1	2	1	2
0ᵐ 01 —	1° 8' 44"	0ᵐ 13 —	14° 34' 27"
0ᵐ 02 —	2° 17' 26"	0ᵐ 14 —	15° 38' 32"
0ᵐ 03 —	3° 26' 1"	0ᵐ 15 —	16° 41' 57"
0ᵐ 04 —	4° 34' 26"	0ᵐ 16 —	17° 44' 40"
0ᵐ 05 —	5° 42' 30"	0ᵐ 17 —	18° 46' 40"
0ᵐ 06 —	6° 50' 34"	0ᵐ 18 —	19° 47' 56"
0ᵐ 07 —	7° 58' 10"	0ᵐ 19 —	20° 48' 24"
0ᵐ 08 —	9° 5' 25"	0ᵐ 20 —	21° 48' 5"
0ᵐ 09 —	10° 12' 14"	0ᵐ 21 —	22° 46' 56"
0ᵐ 10 —	11° 18' 35"	0ᵐ 22 —	23° 44' 53"
0ᵐ 11 —	12° 24' 26"	0ᵐ 23 —	24° 42' 8"
0ᵐ 12 —	13° 29' 41"	0ᵐ 24 —	25° 38' 27"

1			2			1			2		
0ᵐ	25	—	26°	33'	54"	0ᵐ	60	—	50°	11'	40"
0ᵐ	26	—	27°	28'	28"	0ᵐ	61	—	50°	39'	34"
0ᵐ	27	—	28°	20'	8"	0ᵐ	62	—	51°	6'	55"
0ᵐ	28	—	29°	14'	55"	0ᵐ	63	—	51°	33'	45"
0ᵐ	29	—	30°	6'	49"	0ᵐ	64	—	52°	0'	4"
0ᵐ	30	—	30°	57'	49"	0ᵐ	65	—	52°	37'	21"
0ᵐ	31	—	31°	47'	56"	0ᵐ	66	—	52°	51'	11"
0ᵐ	32	—	32°	37'	9"	0ᵐ	67	—	53°	16'	1"
0ᵐ	33	—	33°	25'	30"	0ᵐ	68	—	53°	40'	23"
0ᵐ	34	—	34°	12'	56"	0ᵐ	69	—	54°	4'	17"
0ᵐ	35	—	34°	59'	31"	0ᵐ	70	—	54°	27'	44"
0ᵐ	36	—	35°	45'	14"	0ᵐ	71	—	54°	50'	45"
0ᵐ	37	—	36°	30'	5"	0ᵐ	72	—	55°	13'	9"
0ᵐ	38	—	37°	13'	42"	0ᵐ	73	—	55°	35'	29"
0ᵐ	39	—	37°	57'	15"	0ᵐ	74	—	55°	57'	13"
0ᵐ	40	—	38°	39'	35"	0ᵐ	75	—	56°	18'	35"
0ᵐ	41	—	39°	21'	6"	0ᵐ	76	—	56°	39'	33"
0ᵐ	42	—	40°	1'	48"	0ᵐ	77	—	57°	0'	10"
0ᵐ	43	—	40°	41'	41"	0ᵐ	78	—	57°	20'	10"
0ᵐ	44	—	41°	20'	52"	0ᵐ	79	—	57°	40'	11"
0ᵐ	45	—	41°	59'	14"	0ᵐ	80	—	57°	59'	40"
0ᵐ	46	—	42°	36'	50"	0ᵐ	81	—	58°	18'	19"
0ᵐ	47	—	43°	13'	42"	0ᵐ	82	—	58°	37'	37"
0ᵐ	48	—	43°	49'	51"	0ᵐ	83	—	58°	56'	5"
0ᵐ	49	—	44°	25'	16"	0ᵐ	84	—	59°	14'	14"
0ᵐ	50	—	45°	0'	0"	0ᵐ	85	—	59°	32'	4"
0ᵐ	51	—	45°	34'	3"	0ᵐ	86	—	59°	49'	35"
0ᵐ	52	—	46°	7'	23"	0ᵐ	87	—	60°	6'	48"
0ᵐ	53	—	46°	40'	6"	0ᵐ	88	—	60°	23'	43"
0ᵐ	54	—	47°	12'	10"	0ᵐ	89	—	60°	40'	22"
0ᵐ	55	—	47°	43'	34"	0ᵐ	90	—	60°	56'	43"
0ᵐ	56	—	48°	14'	24"	0ᵐ	91	—	61°	12'	48"
0ᵐ	57	—	48°	44'	34"	0ᵐ	92	—	61°	28'	36"
0ᵐ	58	—	49°	14'	11"	0ᵐ	93	—	61°	44'	10"
0ᵐ	59	—	49°	43'	12"	0ᵐ	94	—	61°	59'	26"

1		2			1		2		
0ᵐ 95	—	62°	14'	30"	1ᵐ 65	—	73°	8'	30"
0ᵐ 96	—	62°	29'	16"	1ᵐ 70	—	73°	36'	37"
0ᵐ 97	—	62°	43'	50"	1ᵐ 75	—	74°	3'	22"
0ᵐ 98	—	62°	58'	8"	1ᵐ 80	—	74°	28'	33"
0ᵐ 99	—	63°	12'	14"	1ᵐ 85	—	74°	52'	33"
1ᵐ 00	—	63°	26'	5"	1ᵐ 90	—	75°	15'	23"
1ᵐ 05	—	64°	32'	11"	1ᵐ 95	—	75°	37'	6"
1ᵐ 10	—	65°	33'	21"	2ᵐ 00	—	75°	57'	49"
1ᵐ 15	—	66°	30'	5"	2ᵐ 10	—	76°	36'	25"
1ᵐ 20	—	67°	22'	48"	2ᵐ 20	—	77°	11'	44"
1ᵐ 25	—	68°	11'	54"	2ᵐ 30	—	77°	44'	6"
1ᵐ 30	—	68°	57'	44"	2ᵐ 40	—	78°	13'	54"
1ᵐ 35	—	69°	40'	36"	2ᵐ 50	—	78°	41'	24"
1ᵐ 40	—	70°	20'	46"	2ᵐ 60	—	79°	6'	52"
1ᵐ 45	—	70°	58'	27"	2ᵐ 70	—	79°	30'	30"
1ᵐ 50	—	71°	33'	53"	2ᵐ 80	—	79°	52'	31"
1ᵐ 55	—	72°	7'	16"	2ᵐ 90	—	80°	13'	4"
1ᵐ 60	—	72°	38'	45"	3ᵐ 00	—	80°	32'	16"

DESCRIPTIONS DES LÉSIONS OBSERVÉES.

Il ne suffit pas de bien observer pour son propre compte, il faut encore savoir bien exposer afin de faciliter aux autres l'intelligence de tout ce qu'on a remarqué soi-même.

Les lésions observées à l'œil nu sont décrites sous le nom de *Symptômes anatomiques;* celles qui sont révélées par l'ophthalmoscope forment les *Symptômes ophthalmoscopiques;* les sensations éprouvées par le malade, l'acuité de la vision, l'étendue du champ visuel, les phosphènes, rentrent dans les *Symptômes physiologiques.*

Il n'y a rien de spécial à dire pour les symptômes anatomiques.

En médecine légale, il faut attacher peu d'importance aux symptômes physiologiques; il est cependant utile de ne pas les passer sous silence. Mais quand on songe que dans les cas de cette nature, le malade est toujours enclin à rendre un compte inexact et peu sincère de ses sensations , on comprend l'imprudence qu'il y aurait à trop se fier à ces symptômes pour émettre une opinion décisive sur la gravité de la maladie.

Pour faire connaître le degré d'acuité de la vision , il n'est pas nécessaire d'énumérer la manière dont on a procédé ; il est plus expéditif de mentionner simplement quel en est le degré. Ainsi , les mots *acuité de la vision, un vingtième de l'état normal*, sont suffisants pour l'intelligence du fait. La marche de l'observation n'est pas entravée par une foule de détails minutieux et souvent ennuyeux à lire.

L'étendue du champ visuel doit être aussi rapidement décrit. Il y en a qui se bornent à donner la valeur totale et de l'angle vertical et de l'angle horizontal, c'est un mauvais moyen qui n'apprend rien et auquel il ne faut pas recourir. Il est plus pratique et plus logique de donner la valeur de quatre angles que l'on désigne de la façon suivante : en supposant que l'œil O (*fig. 3*) soit l'œil gauche, l'angle A O P, formé au-dessus de l'horizontale D P C, sera nommé *angle visuel supérieur ou frontal;* l'angle B O P , formé au-dessous de l'horizontale D P C, sera nommé *angle visuel inférieur* ou *jugal;* l'angle C O P, formé à droite de la verticale A P B, sera nommé *angle visuel interne* ou *nasal;* l'angle D O P, formé à gauche de la verticale A P B , sera nommé *angle visuel externe* ou *temporal.* Si l'on a mené sur le mur ou sur l'écran des lignes obliques à la verticale ou à l'horizontale, ces angles secondaires seront désignés en réunissant les noms des angles voisins ; ainsi on aurait des angles *fronto-nasal*, *fronto-temporal,* etc.

A l'état normal , l'axe visuel restant horizontal, les angles frontal, nasal et jugal oscillent aux environs de 60°. L'angle temporal varie entre 80 et 90°.

La diminution du champ visuel est dite *périphérique* ou *concentrique* quand tous les angles visuels diminuent d'une quantité à peu près égale. Le champ visuel est dit *irrégulièrement diminué* ou *échancré* quand la diminution est très-inégale. Enfin le champ visuel peut offrir des lacunes, places en-deça et au-delà desquelles la vision est conservée. Ces lacunes portent le nom de *mouches fixes* ou *scotomes*.

Pour la narration des symptômes ophthalmoscopiques, on suppose souvent une ligne fictive traversant l'œil d'avant en arrière et passant par la cornée et le cristallin. Cette ligne qui n'est autre chose que l'*axe optique*, l'*axe antéro-postérieur* de l'œil, s'appelle la *ligne des pôles*. Elle atteint en arrière la rétine en dehors de la papille du nerf optique, et cette région de la rétine est désignée sous les noms de *pôle postérieur* ou *région polaire postérieure*. On suppose en outre un plan passant par le cristallin et perpendiculaire à la ligne des pôles, c'est-à-dire vertical ; ce plan détermine une section de l'œil au niveau de l'ora serrata, ce qui a fait donner à cette région les noms d'*équateur de l'œil* ou de *région équatoriale*. Les observateurs peuvent très-bien se passer de ces expressions sans nuire à la clarté de leur exposition ; cependant comme elles sont souvent employées, je n'ai pas cru devoir m'empêcher de les faire connaître.

Pour faciliter l'intelligence de la description , il faut avoir soin , dans toute observation concernant les lésions de la rétine et de la choroïde , de faire connaître la méthode employée. Si l'observateur ayant usé d'une lentille convexe, place les lésions à l'endroit où il les a vues , il doit faire précéder ou suivre sa narration de ces mots : *image renversée*. Si pour éviter à son lecteur le travail mental d'une rectification, il décrit les lésions avec leur siége réel, les mots *image renversée* doivent être remplacés par ceux-ci : *image redressée*. S'il a eu recours à une lentille concave, il ajoute à sa narration les mots : *image droite*.

Exemple. Un staphylôme postérieur siége au côté *externe* de la papille. L'observation devra être rédigée de la manière suivante : staphylôme postérieur au côté *interne* de la papille (image renversée), ou staphylôme postérieur au côté *externe* de la papille (image redressée) ou même phrase (image droite).

Les mots image redressée et image droite ne sont pas synonymes. Ils servent bien tous deux à désigner le siége précis de la maladie. Mais les premiers s'appliquent à l'examen fait avec une lentille convexe, et les seconds à l'examen pratiqué avec une lentille concave.

MALADIES DU CRISTALLIN.

L'ophthalmoscope permet de diagnostiquer les lésions légères ou commençantes du cristallin et d'en connaître la nature lorsque ces maladies sont avancées. L'iris cachant une plus ou moins grande partie du cristallin suivant le plus ou moins d'étendue de la pupille, il est de toute nécessité , pour bien apprécier les maladies de cet organe , de faire dilater la pupille avec une solution de belladone ou de sulfate neutre d'atropine, avant de procéder à l'examen. En agissant ainsi, on pourra explorer une plus grande partie du cristallin.

L'éclairage oblique devrait être seul employé ; cependant beaucoup de personnes ont à tort recours exclusivement à l'éclairage direct. La première de ces méthodes est d'une rigoureuse exactitude, tandis que la seconde peut exposer à des erreurs de diagnostic. Ces deux méthodes donnent des sensations trop différentes pour que j'en passe la description sous silence.

Éclairage direct. — Sur la teinte rosée du fond de l'œil , les opacités légères du cristallin se dessinent sous forme de tâches sombres ou de stries noirâtres. Encore faut-il que le corps vitré soit transparent et que la lumière employée ne soit pas trop intense; car avec une lumière trop vive , ces teintes noirâtres passent souvent inaperçues et l'observateur est conduit malgré lui et sans s'en douter, à une erreur de diagnostic.

Quelques opacités du corps vitré donnent la même sensation que celles du cristallin. Le tableau suivant permettra d'éviter des méprises , mais jamais aussi bien que l'éclairage oblique.

*Signes distinctifs des opacités du cristallin et des opacités du corps vitré,
vues à l'éclairage direct.*

OPACITÉS DU CRISTALLIN.	OPACITÉS DU CORPS VITRÉ.
La forme des opacités est invariable.	La forme des opacités change à chaque instant.
Les taches sont immobiles quand l'œil est fixe.	Les taches sont très-mobiles si l'œil vient d'être agité et qu'il reste fixe.
Les taches suivent les mouvements de l'œil.	Les taches ne suivent pas les mouvements de l'œil.

Éclairage oblique. — Bien supérieur à l'éclairage direct,
l'éclairage oblique doit avoir la préférence. Avec cet éclairage,
les opacités conservent leur coloration propre et les images fournies
par le cristallin disparaissent, mais seulement quand l'opacité est
avancée. Ainsi, la présence de ces images ne sert qu'à démontrer
l'existence du cristallin.

L'opacité du noyau donne au centre de la pupille une teinte d'un
blanc jaunâtre ou bleuâtre. Le siége de cette teinte ne varie pas,
quelle que soit la position de l'ophthalmoscope. C'est la *cataracte
nucléaire* ou le commencement d'une *cataracte dure*. Dans cette variété, les images du cristallin disparaissent dès le début de l'affection.

Dans la *cataracte corticale antérieure*, on voit des stries blanchâtres
ou grisâtres, convexes, radiées, allant de la circonférence au centre du cristallin. Dans la *cataracte corticale postérieure*, les stries ont
la même coloration et la même disposition, mais elles sont concaves. Pour ces deux variétés, souvent réunies et qui amèneront une
cataracte molle, quand le malade regarde en haut, ou penche la
tête en arrière, les stries de la première variété s'élèvent et deviennent plus évidentes; celles de la seconde descendent et disparaissent derrière l'iris.

Dans la *cataracte noire*, le champ pupillaire prend au centre une teinte de rouille et on observe de légères stries grisâtres à la circonférence. Le diagnostic différentiel de cette variété sera exposé à l'article synchysis hémorrhagique.

Dans les cataractes complètes, *laiteuses*, *morgagniennes*, avec persistance d'un noyau dur, on a les sensations suivantes : si le malade tient l'œil immobile, le champ pupillaire présente deux teintes ; l'une supérieure, d'un blanc laiteux, due aux couches corticales ramollies, et l'autre inférieure et jaunâtre, due au noyau qui, en vertu de sa pesanteur, occupe la partie inférieure. Si le malade agite son œil ou qu'il le frotte pendant quelques instants, les deux couches sont confondues et se montrent de nouveau après quelques minutes de repos.

Dans la *cataracte pigmentaire*, les dépôts de cellules de pigment sur la cristalloïde antérieure, sont vus sous forme de tâches noires, irrégulières. saillantes et déchiquetées sur les bords.

Les *synéchies postérieures* ou adhérences de l'iris à la capsule antérieure du cristallin, les dépôts de lymphe plastique sur cette capsule, sont telles qu'on les voit à l'œil nu et ne nécessitent pas de description ophthalmoscopique spéciale.

La description du cristallin luxé dans le corps vitré, et le diagnostic de la cataracte compliquée de décollement de la rétine, auront leur place dans les maladies du corps vitré et de la rétine.

MALADIES DU CORPS VITRÉ.

Les maladies du corps vitré ne sont jamais essentielles ; elles sont toujours symptômatiques soit de la présence d'un corps étranger, soit de lésions de la rétine , de la choroïde ou de l'iris. Ces lésions, à moins qu'elles ne soient de nature traumatique , n'ont d'influence sur le corps vitré qu'autant que celui-ci est préalablement ramolli.

L'inflammation du corps vitré , appelée *hyaloïdite* ou *hyalite*, n'existe pas.

Dans les maladies du corps vitré, l'éclairage oblique donne quelquefois au champ pupillaire une teinte légèrement blanchâtre parce que le corps vitré, devenu plus ou moins opaque, rend plus sensible l'apparition du cône lumineux fourni par l'ophthalmoscope. Cette teinte, effet de lumière, est mobile comme sa cause , tandis que dans les cas d'opacité du noyau du cristallin , on a beau varier les positions de l'ophthalmoscope , le siége de la teinte est invariable.

Si je mentionne l'éclairage oblique, ce n'est que pour éviter des erreurs de diagnostic , car les maladies du corps vitré réclament principalement l'éclairage direct et une lumière d'autant moins intense, que les lésions sont moins prononcées. Une lentille convexe est presque toujours d'un secours inutile et gênant ; cependant elle joue ici le rôle d'une loupe et grossit les détails.

Les lésions du corps vitré étant généralement caractérisées par la présence de productions hétérogènes flottant au milieu de cet organe ramolli, il est de toute nécessité, pour les bien apprécier, d'engager le malade à regarder brusquement en différentes directions, puis à laisser tout-à-coup son œil immobile. On voit alors passer dans le champ pupillaire toutes ces productions hétérogènes qui gagnent la partie inférieure de l'œil en vertu de leur pesanteur.

Sous l'influence du traitement, ces flocons peuvent disparaître, mais le corps vitré ne reprend pas toujours sa transparence normale, et le fond de l'œil, mal éclairé, apparaît comme au travers d'un verre malpropre ou d'un léger brouillard.

Les maladies du corps vitré sont : le synchysis simple, le synchysis hémorrhagique, le synchysis albumineux, le synchysis étincelant, le cristallin luxé dans le corps vitré, les corps étrangers venus du dehors, l'hydropisie, l'ossification, le cysticerque, les hernies et les abcès. Le synchysis simple, l'hydropisie, l'ossification et les hernies ne sont pas des maladies à étudier avec l'ophthalmoscope. Les abcès et le cysticerque sont des affections si rares, que leur description peut sans inconvénients être passée sous silence dans ce manuel. Pour ces motifs, je ne décrirai que les synchysis hémorrhagique, albumineux, étincelant, la luxation du cristallin et les corps étrangers.

SYNCHYSIS HÉMORRHAGIQUE.

Définition. — Épanhement de sang dans le corps vitré.

Variétés. — *Première variété :* Caillots sanguins multiples, filiformes et mobiles. *Deuxième variété :* Caillot sanguin unique, volumineux et immobile. *Troisième variété :* Le corps vitré est complètement imbibé de sang.

Synonymie. — *Première variété :* Caillots sanguins flottant dans le corps vitré. *Deuxième variété :* Hémorrhagie du corps vitré. *Troisième variété :* Obscurité du corps vitré.

Etiologie. — Les hémorrhagies spontanées de la choroïde occasionnent la première et la troisième variété ; les hémorrhagies spontanées de la rétine, la deuxième. Les hémorrhagies traumatiques de l'iris, de la choroïde et de la rétine produisent tantôt la deuxième, tantôt la troisième variété.

Symptômes physiologiques. — *Première variété :* Sensation de mouches mobiles, noires ou violettes. *Deuxième variété* : Mouche fixe, souvent colorée en rouge quand le point de départ est dans la rétine. *Troisième variété* : Sensation vague de la lumière ou cécité complète.

Symptômes ophthalmoscopiques. — *Première variété :* Corpuscules noirs, allongés, filiformes ou fusiformes, flottant dans le corps vitré. *Deuxième variété :* Tumeur immobile d'un rouge cerise au début et noire plus tard. *Troisième variété :* Le champ pupillaire est noir, absolument comme si l'on n'employait pas de miroir.

Diagnostic. — Le diagnostic n'offre de difficultés que pour ceux qui ont l'habitude d'employer l'éclairage direct dans les maladies du cristallin. Un tableau synoptique a déjà fait connaître les caractères différentiels entre la première variété et la cataracte corticale vue à l'éclairage direct. La troisième variété ne peut être confondue qu'avec la cataracte noire.

Signes distinctifs de la troisième variété du synchysis hémorrhagique et de la cataracte noire.

SYNCHYSIS HÉMORRHAGIQUE	CATARACTE NOIRE.
Affection assez commune.	Affection très-rare.
Vision nulle ou sensation de lumière plus nette en plein soleil.	Sensation de lumière plus nette à une demi-obscurité.
Présence des images fournies par le cristallin.	Absence des images fournies par le cristallin.
Pupille noire à l'éclairage oblique.	A l'éclairage oblique, pupille avec teinte de rouille et stries grisâtres à la circonférence du cristallin.

Pronostic, grave. L'affection est le plus souvent incurable. Dans la *première variété*, des caillots sont résorbés en cinq à six semaines et d'autres diminuent seulement de volume. Il y a souvent des récidives.

La guérison a le plus souvent lieu dans la *deuxième variété*, quand la cause n'est pas traumatique. Dans le cas contraire, cette variété se transforme souvent en la première, et très-rarement en la troisième.

La *troisième variété* persiste toute la vie ; c'est la forme la plus grave. Elle se termine quelquefois par le synchysis albumineux.

Les deux premières variétés amènent de la gêne dans la vision, la troisième entraîne la cécité. Quand un œil est atteint sous l'influence de cause non traumatique, il y a lieu de redouter le développement de la maladie dans l'autre œil.

Traitement. — Le traitement doit être exclusivement dirigé contre l'affection première.

SYNCHYSIS ALBUMINEUX.

Définition. — Présence de flocons albumineux dans le corps vitré.

Synonymie. — Corps vitré jumenteux, parce que le corps vitré a l'aspect de l'urine de jument.

Étiologie. — Le synchysis albumineux survient plus d'une fois sans causes appréciables. Il succède au synchysis hémorrhagique, complique souvent l'iritis et la chorodoite, surtout quand ces maladies sont d'origine syphilitique.

Symptômes ophthalmoscopiques.—Le trouble du corps vitré empêche de constater le fond rouge de l'œil ou masque cette teinte rouge d'un voile blanchâtre, suivant que la maladie est plus ou moins prononcée. On observe en outre des flocons jaunâtres, très-peu mobiles et flottant avec difficulté dans le corps vitré.

Durée. — Plusieurs mois et plusieurs années.

Terminaison. — Ces flocons disparaissent incomplètement.

Diagnostic. — Cette maladie ne peut être confondue avec aucune autre.

Pronostic, grave , car après la disparition de la plus grande partie des flocons , le malade voit à peine pour se conduire.

Traitement. — Instiller chaque jour dans l'œil malade cinq à six gouttes du collyre suivant, une goutte chaque fois :

> Eau distillée................... 10 à 20 grammes.
> Iodure de potassium,....... 5 centigrammes.
> M. pour un collyre.

L'emploi de ce collyre diminue très-rapidement l'intensité des flocons. Il faut profiter de cette diminution pour rechercher l'origine de la maladie, afin de la combattre, tout en continuant l'usage du collyre.

SYNCHYSIS ÉTINCELANT.

Définition. — Présence de cristaux de cholestérine dans le corps vitré.

Synonymie. — Spinthéropie. Spintheroma. Scintillatio oculi. Cholestérie. Cholesteritis.

Étiologie. — Les causes sont complètement inconnues. La cholestérine existant normalement dans le cristallin pathologique , on a supposé que le broiement d'une cataracte permettait à cette cholestérine de s'épancher dans le corps vitré , mais le synchysis étincelant a été souvent observé chez des malades qui n'avaient subi aucune opération.

Symptômes ophthalmoscopiques. — Pendant les mouvements de l'œil , on voit passer en arrière de la pupille des petits corpuscules brillants comme des paillettes d'or.

Terminaison. — Ces cristaux disparaissent toujours spontanément , quelquefois après un mois ; cependant on a observé une durée de onze ans.

Pronostic. — L'affection est par elle-même insignifiante, ceux qui ont cette maladie y voient assez bien.

Traitement. — On ne connaît pas encore de médication capable d'améliorer cette maladie.

LUXATION DU CRISTALLIN.

Définition. — Il n'y a pas à s'occuper ici de toutes les variétés de luxation du cristallin, mais seulement de celle où cet organe, pendant ses rapports normaux, est plongé dans le corps vitré.

Le cristallin luxé n'étant plus dans l'axe optique et ne faisant plus partie du système dioptrique de l'œil, le malade est atteint *d'aphakie*, mot dérivé d'α, privatif, et φαχος, lentille.

Variétés. — La luxation est *spontanée* ou *traumatique*.

Étiologie. — *Variété spontanée*. La luxation d'un cristallin transparent est plus commune que celle d'un cristallin opaque. Le corps vitré étant très-ramolli, une quinte de toux, les secousses produites par l'équitation ou par l'usage d'une voiture mal suspendue, suffisent. *Variété traumatique :* Chute sur la tête et sur les pieds, choc sur l'œil d'un fruit, d'une balle, etc. ; coup sur la tête. Quand la luxation suit de près le traumatisme, elle est dite *primitive*, et quand elle est la conséquence et non le résultat immédiat du traumatisme, elle est dite *secondaire*.

Symptômes physiologiques. — Avant comme après la luxation ; le cristallin peut être transparent ou opaque. Si le cristallin était transparent, le malade a tout-à-coup une *hypermétropie*, c'est-à-dire qu'il ne peut voir que les objets très-éloignés. Si le cristallin était opaque, le malade recouvre instantanément la vue et devient *hypermétrope*. Après l'accident, le malade voit très-bien avec des verres convexes nos 3, 4 et 5.

Symptômes ophthalmoscopiques. — L'éclairage oblique suffit, car il s'agit ici du cristallin plutôt que du corps vitré. L'iris est concave. Le champ pupillaire est très-noir, avec absence des images fournies par le cristallin. On voit en arrière de l'iris, et à la partie inférieure du champ pupillaire, une tumeur ovoïde, brillante comme du verre poli si le cristallin a conservé sa transparence, et blanchâtre si le cristallin est opaque.

Marche. — Le cristallin a été luxé avec ou sans sa capsule. Enveloppé de sa capsule, le cristallin ne subit de modifications qu'à la longue, il reste longtemps ce qu'il était avant la luxation, transparent ou opaque. Privé de sa capsule, il devient opaque s'il était transparent.

Durée. — Le cristallin ne reprenant jamais sa position normale, la durée de la maladie est celle de la vie.

Terminaison. — Le cristallin séjourne dans le corps vitré ou passe dans la chambre antérieure. Privé de sa capsule, il est en contact avec l'humeur aqueuse qui en dissout une certaine quantité. Quelquefois, le cristallin joue le rôle d'un véritable corps étranger et détermine des iritis et des choroïdites. On a cité des cas où le cristallin s'était ossifié.

Complications. — Le corps vitré est plus ou moins ramolli. Dans la *variété traumatique*, il y a quelquefois d'autres lésions produites par le traumatisme : plaies, ecchymoses, synchysis hémorrhagique, etc.

Diagnostic. — Cette maladie a des caractères si tranchés, que le diagnostic est toujours chose facile. Cependant, on a prétendu que le cristallin luxé pouvait être pris pour un cysticerque du corps vitré. Cela me paraît impossible. On trouvera à la description du *décollemement de la rétine*, les signes distinctifs du diagnostic avec cette maladie.

A la suite des opérations de cataracte comme après la luxation du cristallin, il y a *aphakie*, c'est-à-dire absence du cristallin de l'axe visuel. Reconnaître la cause de cette aphakie est chose facile. Après l'opération de la cataracte faite avec l'aiguille, le champ pupillaire contient toujours quelques lambeaux de capsule opaque, symptôme qui n'existe pas dans la luxation du cristallin. Si la cataracte a été opérée par extraction, on ne retrouve pas, comme dans la luxation, le cristallin dans le corps vitré.

En médecine légale, l'appréciation est très-délicate parce qu'il s'agit de déterminer si l'affection est spontanée ou traumatique. Pour trancher cette grave question, je ne puis qu'indiquer des signes vagues par eux-mêmes et qui , réunis aux faits établis par une enquête , conduiront à une certitude désirable.

Signes distinctifs de la luxation spontanée et de la luxation traumatique.

LUXATION SPONTANÉE.	LUXATION TRAUMATIQUE.
Le cristallin est toujours en bas.	Le cristallin est le plus ordinairement au côté interne.
Sur l'œil , pas de plaies ni ecchymoses.	Quelquefois plaies et ecchymoses.
Corps vitré très-ramolli et transparent.	Corps vitré peu ramolli avec ou sans synchysis hémorrhagique.

Pronostic. — La vision est conservée et cependant le pronostic doit être réservé , car l'œil est exposé à une choroïdite. En médecine légale , il faut dans l'intérêt du malade , non-seulement tenir compte de l'imminence de cette inflammation , mais aussi de l'ennui éprouvé par la nécessité d'employer des verres convexes et par l'impossibilité de faire de longs voyages.

Traitement. — A part les complications, le traitement est le même pour les deux variétés. Il se compose de moyens hygiéniques, de moyens palliatifs et de moyens chirurgicaux. Les moyens hygiéniques conviennent aux cas où le cristallin luxé n'occasionne aucune inflammation. Quand l'inflammation survient, il faut la combattre par les moyens palliatifs ou mieux encore enlever le cristallin, cause de la phlogose, à l'aide des moyens chirurgicaux.

Moyens hygiéniques. — Pour faciliter la vision, le malade emploiera des verres convexes , comme s'il avait été opéré de cataracte. Ces verres n'ont d'autre but que de remplacer le cristallin absent de l'axe optique. L'hypermétropie est quelquefois si prononcée , qu'avec des verres convexes 3, 4 ou 5, le malade voit seulement pour se conduire, et s'il veut lire, il est obligé placer de nouveaux verres devant les premiers. Le numéro du second verre à employer sera donné par la formule suivante :

$$F' = \frac{D\,F}{D-F}$$

F est le foyer du verre employé pour se conduire; F', le foyer de la lentille additionnelle, et D, la distance à laquelle doit lire le malade : F, égale 3, 4 ou 5 pouces, et D, 12 pouces. Prenons un exemple : un malade, pour se conduire, emploie le n° 5 et il veut lire à 12 pouces, on aura pour la valeur F' du verre additionnel, d'après la formule précédente :

$$F' = \frac{12.5}{12-5} = \frac{60}{7} = 8\,1/2.$$

Le corps vitré étant ramolli et le cristallin flottant dans cet organe, peut amener une phlogose par des chocs répétés sur l'iris et la choroïde. Pour ce motif, le malade évitera les mouvements et les secousses brusques, l'équitation, les longs parcours en voiture ou en chemin de fer.

Moyens palliatifs. — Quand l'inflammation est déclarée, si le malade ne veut pas se soumettre à une opération, le traitement est celui des corps étrangers dans le corps vitré.

Moyens chirurgicaux. — La chirurgie est préventive ou curative, préventive quand le cristallin est enlevé en l'absence de toute phlogose et pour la prévenir, et curative quand l'inflammation existe.

L'opération n'est autre chose que l'extraction par kératotomie inférieure. Le malade est opéré sur un lit et chloroformé; sur un lit, pour éviter un trop grand écoulement de l'humeur vitrée, et chloroformé pour prévenir le même accident en s'opposant aux mouvements brusques et aux contractions des muscles de l'œil.

Cette opération n'est pas sans inconvénients, car il arrive souvent qu'après la section de la cornée et l'écoulement de l'humeur aqueuse, le cristallin, loin de sortir spontanément, reste caché derrière l'iris. Dans ce cas, l'opération doit être terminée par l'iridectomie, pratiquée au point où l'iris est en rapport avec le cristallin. La brèche faite ainsi à l'iris, facilite l'issue du cristallin.

CORPS ÉTRANGERS DANS LE CORPS VITRÉ.

Définition. — Présence dans le corps vitré de substances venues du dehors.

Étiologie. — Ces corps sont le plus souvent de nature métallique, fer, acier, capsule, grains de plomb. Pour arriver au corps vitré, ils traversent soit la sclérotique, la choroïde et la rétine, soit la cornée, l'iris et le cristallin.

Symptômes anatomiques. — Les premières lésions observées sont celles faites par le passage du corps étranger, plaie de la sclérotique avec hernie de la choroïde, plaie de la cornée avec ou sans écoulement de l'humeur aqueuse, déchirure de l'iris avec épanchement de sang dans la chambre antérieure, blessure ou luxation du cristallin.

Symptômes physiologiques. — Au début, la douleur est si faible que les malades sont persuadés et convaincus qu'il ne s'agit que d'une plaie ordinaire sans complication. Plus tard, la présence du corps étranger, à moins qu'il ne soit enkysté, occasionne des névralgies oculaires et fronto-pariétales, d'une durée et d'une intensité variables. Les douleurs apparaissent sans cause connue et à des époques indéterminées.

Symptômes ophthalmoscopiques. — L'hémorrhagie fournie par la rupture de l'iris ou de la choroïde, s'oppose souvent à l'exploration de la cavité oculaire. Il en est de même dans les cas où le cristallin a été blessé, parce que cet organe devient opaque. En l'absence de ces complications, on constate que le corps étranger est libre ou fixe, c'est-à-dire mobile ou immobile.

Au début et avant l'apparition de la phlogose, le corps étranger est très-visible ; ses contours sont nets ; il conserve sa coloration propre et il paraît un peu plus volumineux qu'il ne l'est en réalité. Cette augmentation de volume tient au cristallin qui fait office de loupe. Quand l'inflammation commence, le corps étranger est moins net, puis il est enveloppé par un exsudat de lymphe plastique qui se forme à l'ora serrata et qui à une coloration grisâtre. Si l'inflammation s'étend aux parties voisines, l'iris se décolore et on voit dans la choroide, outre la congestion des vasa vorticosa, des tâches jaunes, indices de pus et de choroïdite suppurative. Si l'inflammation est locale, le corps étranger s'enkyste dans la lymphe plastique.

Marche. — En rapport avec la marche de l'inflammation. Le sang épanché dans la chambre antérieure se résorbe facilement. L'opacité du cristallin va toujours croissant, et si la capsule a été largement dilacérée, l'humeur aqueuse dissout le cristallin. Si l'inflammation se généralise, la maladie revêt toutes les formes de l'ophthalmite ou phlegmon oculaire et la douleur augmente rapidement. L'œil non frappé peut devenir malade par sympathie.

Durée. — Illimitée, si le corps étranger n'est pas extrait ou enkysté. Quand l'inflammation est locale, la durée est de une à deux semaines.

Terminaison. — Le corps étranger s'enkyste, c'est l'exception. Dans la majorité des cas, le globe oculaire s'atrophie.

Diagnostic. — C'est surtout en médecine légale que le diagnostic est d'une importance capitale, et l'on peut dire que chaque cas a sa manière d'être diagnostiqué. En général, tout corps étranger pénétrant par la sclérotique donne naissance à une plaie déprimée dont la forme rappelle celle du corps vulnérant et dont la coloration est noire. Cette coloration est due à la choroïde, visible à travers la plaie scléroticale. Si le corps étranger a été rejeté au dehors par l'élasticité de la sclérotique, la plaie est elliptique et la choroïde y fait une légère saillie. Si le corps étranger est entré par un point et sorti par un autre, la plaie de sortie plus étendue que celle d'entrée, a ses bords déchirés et renversés en dehors.

Pendant la période inflammatoire et avec les lésions qui accompagnent souvent l'introduction du corps étranger, l'examen ophthalmoscopique ne peut pas toujours être pratiqué, mais la forme de la plaie et les douleurs névralgiques intenses et rebelles, permettent de croire à la présence d'un corps étranger. Avant comme après cette période, le diagnostic est plus facile.

L'introduction d'un stylet dans la plaie pour s'assurer de la présence d'un corps étranger, est un moyen blâmable. Cette manœuvre, très douloureuse, est un traumatisme ajouté au premier et ne fournit le plus souvent aucun renseignement utile.

Pronostic. — La vision est compromise dans la majorité des cas. Si le corps vulnérant n'a pas été extrait, le malade est exposé à des irido-choroïdites et à de violentes douleurs névralgiques. L'œil frappé devient mou, petit, s'atrophie, et quelquefois l'autre œil est malade par sympathie. Ces accidents ne se montrent pas quand le corps étranger est enkysté, la forme de l'œil est conservée et la vue est perdue.

Traitement. — Le traitement est médical ou chirurgical ; médical, pour combattre la phlogose, et chirurgical, pour extraire le corps étranger.

Traitement médical : 1° Faire une saignée proportionnée à l'intensité de la réaction et aux forces du malade, ou bien appliquer dix à quinze sangsues au niveau de l'apophyse mastoïde correspondante à l'œil blessé. Une heure après la chute de la dernière sangsue, l'hémorrhagie est arrêtée avec de l'amadou, et le malade prend aussitôt un pédiluve avec addition de cendres chaudes ;

2° Entretenir en permanence sur l'œil un léger plumasseau de charpie, constamment imbibé d'eau fraîche ou glacée ;

3° Six fois par jour et à des intervalles de temps égaux, étendre sur le front et la tempe voisine de l'œil malade, gros comme une fève, de la pommade suivante :

Onguent napolitain.....................	30 grammes.
Extrait de Belladone.................	4 grammes.
Huile d'Amandes douces........... ..	q. s.

M. F. une pommade homogène.

Avant chaque application de cette pommade, le front sera débarrassé de la couche résultant de la précédente onction ;

4° Boire chaque jour un litre de décoction d'orge contenant en dissolution :

Bi-Carbonate de Soude.......... 4 grammes.

5° Le malade est placé au lit, la tête élevée. La chaleur des pieds sera maintenue par des boules d'eau chaude ;

6° La diète sera en rapport avec la réaction générale.

Traitement chirurgical. Le corps étranger ne doit être extrait que lorsqu'il est visible à l'œil nu ou à l'ophthalmoscope et qu'il occasionne de la douleur ou de l'inflammation. De plus, l'opération ne sera pratiquée qu'après avoir fait observer que l'œil, fatalement voué à l'atrophie, peut être guéri, comme aussi il peut être vidé.

Entre l'insertion scléroticale des muscles droits externe et inférieur, on ponctionne la sclérotique à l'aide d'un couteau lancéolaire, dans une étendue de 0,005 à 0,006. Des pinces introduites par cette plaie vont à la recherche du corps étranger qui est extrait. Dans certains cas, l'opérateur emploie l'ophthalmoscope pour diriger ses pinces avec plus de précision. Cette opération ne suspend pas toujours la tendance à l'atrophie.

On pourra cacher la difformité résultant de l'œil vidé ou atrophié, à l'aide de la **prothèse oculaire**. Pour se procurer par correspondance un œil artificiel, il suffit de transmettre à M. Coulomb-Boissonneau, 6, place de la Madeleine, à Paris, les indications suivantes : **Œil sain.** Diamètre horizontal du globe oculaire, diamètre et couleur de l'iris, étendue moyenne de la pupille, distance verticale entre les deux paupières pendant leur écartement ordinaire, distance d'un angle à l'autre. **Œil perdu.** Côté, degré d'atrophie, distance verticale entre les deux paupières pendant leur ouverture anormale, distance d'un angle à l'autre, distance du bord de la paupière inférieure au cul-de-sac conjonctival, description, s'il y a lieu, des adhérences entre le moignon et la muqueuse palpébrale, de l'étendue et de la situation des portions existantes de la cornée.

MALADIES DE LA CHOROÏDE.

Les maladies de la choroïde réclament l'éclairage direct avec emploi d'une lentille concave ou convexe. La lentille concave donne une image droite et la lentille convexe une image renversée.

Les maladies de la choroïde diffèrent de celles de la rétine par leurs causes et par leurs symptômes. Celles-là sont essentielles, tandis que celles-ci viennent s'ajouter comme complication à une maladie préexistante. Prenons pour exemple l'hémorrhagie non traumatique ; celle de la choroïde se montrera chez un individu bien portant, et celle de la rétine ne surviendra que chez un individu déjà malade et atteint soit d'une néphrite albumineuse, soit d'une affection du cœur, etc. Ainsi donc, les maladies de la rétine supposent généralement la maladie d'un autre organe.

La photophobie, symptôme commun aux inflammations aiguës de ces deux organes, est plus prononcée et plus tenace dans la rétinite que dans la choroïdite. L'obscurité calme très-bien celle de la choroïdite et très-peu celle de la rétinite. Quand il y a atrophie simple, la lumière vivement recherchée par l'œil à rétine malade est une cause de gêne pour l'œil qui a une choroïde atrophiée.

Avec la choroïdite aiguë, la douleur revêt la forme d'une hémicranie, tandis qu'avec la rétinite aiguë, le malade a des douleurs lancinantes dans l'œil.

A l'ophthalmoscope, le caractère qui différencie les maladies de ces deux organes est principalement tiré des vaisseaux de la rétine. Ces vaisseaux masqués par les lésions rétiniennes, sont toujours visibles dans les maladies de la choroïde.

On a toujours considéré les maladies de la choroïde comme étant

d'un pronostic plus grave que celles de la rétine. En effet, on observe très-souvent des lésions étendues de la rétine avec une visior
à peine diminuée, tandis que des lésions insignifiantes de la choroïd
amènent une plus grande altération de la vision. La faculté visuelle
appartenant à la membrane des batonnets et cette membrane séparée de la couche cellulo-vasculaire, couche où siègent les lésions
de la rétine, étant en contact immédiat avec la choroïde, il en résulte que les lésions choroïdiennes l'altèrent plus facilement que les
lésions rétiniennes.

A mon avis, cependant, le pronostic définitif des maladies de la
rétine est plus grave que celui des maladies de la choroïde, parce
que les maladies de la choroïde étant essentielles, cèdent plus facilement à nos agents thérapeutiques que celles de la rétine qui,
placées sous la dépendance de lésions organiques extra-oculaires,
ne peuvent être que très-difficilement améliorées.

Les maladies de la choroïde sont très-nombreuses. Il y en a qui
sont très-rares et d'autres qui n'exigent pas l'emploi de l'ophthalmoscope, c'est pour cela que loin de les passer toutes en revue,
je ne décrirai que les plus communes et les plus fréquentes, à savoir : la choroïdite congestive, la choroïdite exsudative, le glaucome, l'hémorrhagie de la choroïde, le staphylôme postérieur, et
l'atrophie de la choroïde.

CHOROIDITE CONGESTIVE.

Définition. — Présence d'une plus grande quantité de sang
dans les vaisseaux de la choroïde.

Synonymie. — Congestion de la choroïde. Hypérémie de la
couche chorio-capillaire. Hypérémie rétino-choroïdienne.

Variétés. — Forme *sthénique* ou *asthénique ;* asthénique, quand
le malade est anémique, chlorotique; sthénique, dans le cas contraire. Cette division a son importance pour le traitement.

Etiologie. — Vie sédentaire. Veillées. Chagrins. Abus de lunettes dont le foyer n'est pas en rapport avec l'étendue de la vision.

Plethore ou état anémique. Congestion cérébrale. Ophthalmie scrofuleuse. Repas trop copieux. Abus de liqueurs. Affections des organes génitaux. Constipation opiniâtre. Suppression du flux hemorrhoïdal. Très-commune chez les personnes ayant un staphylôme postérieur.

Symptômes anatomiques. — Non constants. Turgescence du canal de Fontana , se manifestant par un cercle bleuâtre autour de la cornée. Les vaisseaux sous-conjonctivaux sont engorgés; ils ont une coloration violette et siégent au niveau des muscles droits, dont ils suivent la direction.

Symptômes physiologiques. — Très-variables. Tension oculaire. ¡Obscurcissement rémittent de la vue. Fatigue de l'accommodation. Le malade voit la flamme d'une bougie entourée d'une auréole colorée ou jaunâtre,

Symptômes ophtalmoscopiques. — La teinte rouge du fond de l'œil est plus foncée qu'à l'état normal. Les vaisseaux de la choroïde sont plus apparents, inégaux, tortueux et gorgés de sang. Les arborisations pigmentaires disparaissent ou se dessinent très-mal. La papille, comme dans la *Planche 1, Fgure 1*, revêt souvent les apparences de l'hypérémie veineuse.

Marche. — Lente avec alternatives d'amélioration et d'aggravation.

Durée. — Indéterminée, très-longue. La forme asthénique dure moins que la forme sthénique.

Terminaison. — Guérison avec tendance à la récidive sous l'influence du moindre écart de régime. Cette maladie peut passer à l'état aigu ou se terminer par une choroïdite exsudative , une choroïdite atrophique ou un staphylôme postérieur.

Diagnostic. — Cette maladie est plus difficile à constater chez les personnes brunes que chez les personnes blondes, à cause de la plus grande quantité de pigmént qui rend les vaisseaux choroïdiens moins apparents ; cependant, l'absence de netteté des arborisations pigmentaires et l'hypérémie veineuse de la papille suffiraient , à la rigueur, pour diagnostiquer cette maladie, si avec un peu d'attention on ne finissait toujours par constater ça et là des vaisseaux choroïdiens engorgés.

Pronostic. — Cette affection en apparence insignifiante doit être regardée comme une maladie sérieuse, car si elle guérit, elle a toujours une grande tendance à récidiver, et si le traitement est négligé ou mal suivi, elle est le point de départ de choroïdite exsudative, etc. La forme asthénique est d'un pronostic plus favorable que le forme sthéniqne.

Traitement. — Le traitement est à la fois hygiénique et pharmaceutique.

Traitement hygiénique. Repos dés yeux. Suppression des lunettes, sauf à prendre après guérison des verres à foyer convenable. Distractions. Promenades et exercices en plein air. Bains généraux à température peu élevée. Bains de mer. Régime doux. Boissons aqueuses.

Traitement pharmaceutique. Avec la forme sthénique, placer trois ou quatre sangsues au pourtour de l'anus. Pendant les vingt-quatre ou les quarante-huit heures qui suivront cette émission sanguine, le malade entretiendra constamment de l'eau fraîche sur les yeux, et restera dans un appartement peu éclairé.

Si la maladie est dûe à une constipation opiniâtre, le malade prend tous les matins, à jeun, une des pilules suivantes :

Soufre sublimé...................... \
Poudre de Rhubarbe.................. } aâ 1 gramme.
Poudre d'Aloès..................... /

Pour XX pilules.

Dans les cas très-prononcés de forme asthénique, on remplace ces pilules par l'usage de l'*Elixir de Garus*, un petit verre chaque jour, à la fin du principal repas.

Quelques jours après l'émission sanguine, un vesicatoire est placé à la nuque. S'il s'agit de la forme sthénique, ce vésicatoire est laissé en permanence; dans le cas contraire, ce doit être un vésicatoire volant.

Pour combattre exclusivement la congestion oculaire, en l'absence de toute indication étiologique, les Anglais emploient les préparations arsénicales, et les Allemands, le sublimé corrosif. Je conseille ordinairement les pilules suivantes :

Calomel............................ 50 centigrammes.
Extrait d'Aconit................. 40 centigrammes.
Extrait de Réglisse............. 2 grammes.

Pour XX pilules. En prendre une chaque jour, une heure au moins avant le repas ou quatre heures après.

La forme asthénique s'accommode mal de l'usage de ces pilules qui, dans ce cas, sont avantageusement suppléées par le sirop d'iodure de fer,

Outre l'emploi de ces moyens, on aura recours à tous les agents capables de combattre la cause de la maladie.

CHOROIDITE EXSUDATIVE.

Définition. — Inflammation de la choroïde avec production de lymphe plastique.

Synonymie. — Choroïdite plastique. Exsudation de la choroïde. Choroïdite syphilitique.

Variétés. — Choroïdite disseminée et choroïdite pointillée.

Étiologie. — Plus d'une fois inconnue. Troubles des fonctions uterines. Syphilis. Hémorrhagie de la choroïde. Elle succède souvent à la choroïdite congestive, nullement ou intempestivement soignée. L'exsudat de la *choroïdite disséminée* siége à la face interne de la choroïde, ceux de la *choroïdite pointillée* siégent dans le tissu même de la choroïde.

Symptômes ophthalmoscopiques. — *Choroïdite disséminée* (pl. I, *fig. 4*, partie inférieure). Large tache saillante, blanchâtre, baveuse sur les bords, de forme et d'étendue variables, incomplètement ou nullement entourée de pigment, et située en arrière des vaisseaux rétiniens. Les taches de la *choroïdite pointillée* ne diffèrent des précédentes que par leur forme circulaire. Avec cette variété, la choroïde paraît ornée de petites perles blanches.

Marche. — Toujours chronique, irrégulière. La *choroïdite pointillée* de nature syphilitique se montre d'abord au fond de l'œil; de nature non syphilitique, elle débute au voisinage de l'ora serrata et s'étend ensuite vers le fond de l'œil. Cette marche ne constitue pas un symptôme pathognomonique.

Terminaison. — Guérison ou atrophie de la choroïde avec ou sans atrophie de la rétine.

Complication. — Synchysis albumineux, surtout quand la maladie est nature syphilitique.

Diagnostic. — Les taches de la choroïdite exsudative peuvent être confondues avec beaucoup d'autres maladies.

1° Signes distinctifs de la choroïdite disséminée et de l'atrophie de la choroïde.

CHOROÏDITE DISSÉMINÉE.	ATROPHIE DE LA CHOROÏDE.
Tache à reflet mat.	Tache à reflet brillant.
Teinte uniforme.	Teinte quelquefois avec pigment au centre.
Tache saillante.	Tache déprimée.
Vision faible par rapport au peu d'étendue de la maladie.	Vision excellente par rapport à la grande étendue de la maladie.

2° Signes distinctifs de la choroïdite disséminée et de la rétinite exsudative.

CHOROÏDITE DISSÉMINÉE.	RÉTINITE EXSUDATIVE.
Tache blanchâtre.	Tache blanc bleuâtre.
Teinte uniforme.	Teinte avec petits points ou stries légères.
Vaisseaux de la rétine passant au-devant de la tache.	Vaisseaux de la rétine noyés dans la tache.

3° *Signes distinctifs de la choroïdite disséminée et de la rupture de la choroïde.*

CHOROÏDITE DISSÉMINÉE.	RUPTURE DE LA CHOROÏDE.
Tache à reflet mat, forme variable.	Tache à reflet brillant, forme linéaire.
Bords baveux.	Bords nettement arrêtés.

4° *Signes distinctifs de la choroïdite pointillée et des tubercules de la choroïde.*

CHOROÏDITE POINTILLÉE.	TUBERCULES DE LA CHOROÏDE.
Choroïde congestionnée autour des taches.	Choroïde non congestionnée autour des taches.
Coloration blanchâtre.	Coloration blanc jaunâtre.
La présence de tubercules pulmonaires constitue une simple coïncidence.	La présence de tubercules pulmonaires constitue une règle invariable.

5° *Signes distinctifs de la choroïdite pointillée et de la dégénérescence colloïde de la choroïde.*

CHOROÏDITE POINTILLÉE.	DÉGÉNÉRESCENCE COLLOÏDE.
Age adulte.	Vieillesse.
Tache opaque.	Tache d'un blanc transparent.
Bordure noire incomplète.	Cercle noir constant.
Siége dans toute la choroïde.	Siége exclusivement au niveau de l'ora serrata.
Vision très-affaiblie.	Vision peu affaiblie.

Pronostic, grave, surtout si la maladie est ancienne, car il y a lieu de redouter une terminaison par atrophie. Quand la maladie est de nature syphilitique, l'issue est souvent favorable, car elle est susceptible de guérison. La choroïdite pointillée est plus grave que la choroïdite disséminée.

Traitement. — C'est particulièrement vers la cause de la maladie que le traitement doit être dirigé. En dehors de ces indications étiologiques, on ne connaît que les substances mercurielles et iodiques qui soient capables d'améliorer cette affection. C'est en continuant longtemps l'usage de ces substances, en variant leur forme et leur mode d'administration, que l'on pourra arriver à quelques résultats avantageux.

GLAUCOME.

Définition. — Hypersécrétion de sérosité par la choroïde, sous l'influx nerveux. La présence de ce liquide amène une augmentation de pression intra-oculaire et le recul de la papille du nerf optique.

Variétés. — Le glaucome se montre avec ou sans inflammation, et quand l'inflammation existe, elle est aiguë ou chronique; de là trois variétés. *Première variété* : glaucome inflammatoire aigu. *Deuxième variété* : glaucome inflammatoire chronique. *Troisième variété* : glaucome sans inflammation.

Synonymie. — *Première et deuxième variétés* : Choroïdite glaucomateuse. Choroïdite séreuse. Glaucome aigu. Glaucome chronique. Ophthalmie arthritique. *Troisième variété* : Glaucome optique. Glaucome simple. Amaurose avec excavation. Excavation de la papille.

Étiologie. — Les causes sont inconnues, il est seulement digne de remarque que la maladie ne se montre le plus souvent que chez des individus ayant plus de quarante ans, et que la seconde variété constitue la majeure partie des maladies désignées sous le nom d'*ophthalmies sympathiques*. Quand la sérosité est brusquement sécrétée, la forme de la maladie est inflammatoire ; dans le cas contraire, la maladie est sans inflammation.

Symptômes physiologiques. — *Première variété* : Comme prodrômes, le malade devient presbyte et aperçoit des cercles colorés autour de la flamme des lumières artificielles. Le début de la maladie est annoncé par de violentes douleurs siégeant dans l'œil et au pourtour de l'orbite, *névralgie ciliaire*. La vision est presque éteinte pendant ces accès de névralgie. Après chaque accès, la vision est plus affaiblie qu'auparavant. *Deuxième variété* : Les prodrômes sont les mêmes que dans la précédente variété ; les douleurs ne se montrent pas ou sont très-faibles. Le champ de la vision est diminué. Cette diminution commence par la partie interne. *Troisième variété* : Pas de prodrômes ni de douleurs. La vision est troublée et s'anéantit graduellement. Le champ de la vision est diminué d'une manière plus concentrique que dans la précédente variété.

Symptômes anatomiques. — *Première variété* : Epiphora abondant, les larmes sont brûlantes. Les vaisseaux sous-conjonctivaux sont gorgés de sang, et la conjonctive, peu injectée, forme un léger chémosis séro-sanguinolent. La cornée a perdu son reflet brillant et elle est insensible au contact des corps étrangers. La pupille est large, irrégulière, immobile. Le champ pupillaire est grisâtre. Le globe oculaire est d'une dureté pierreuse. *Deuxième variété* : Mêmes symptômes, à l'exception de l'épiphora et du chémosis qui font défaut. *Troisième variété* : L'œil présente toutes les apparences de la santé, la pupille est cependant immobile, sans être anormalement dilatée. Le globe oculaire est plus dur qu'à l'état normal.

Symptômes ophthalmoscopiques. — Le trouble des milieux réfringents qui se montre pendant la première variété, ne permet pas d'explorer la cavité oculaire. En dehors de ces accès et dans toutes les variétés, on constate l'excavation de la papille qui est le caractère pathognomonique de la maladie. (Pl. II, *fig. 4.*)

La papille paraît saillante. Cette apparence est une illusion d'optique que l'on n'éprouve point en se servant de l'ophthalmoscope binoculaire de Giraud-Teulon, et que l'on évite facilement en examinant avec soin la direction des vaisseaux de la rétine. La papille est entourée d'un large anneau jaunâtre fourni par la sclérotique, non recouverte par la choroïde. L'ombre projetée par cet anneau sur la papille, donne à cet organe une légère teinte bleuâtre ou verdâtre. Les vaisseaux rétiniens arrivés au bord interne de cet anneau se courbent, forment un crochet et disparaissent. Cette disposition les a fait appeler *vaisseaux en crochet*. On retrouve ensuite ces vaisseaux sur la papille, mais dans des positions qui font croire qu'ils ne sont point la continuation des premiers. Outre cette direction, les artères offrent des alternatives de contraction et de dilatation ; c'est la *pulsation spontanée*, phénomène rare dans la troisième variété. Dans les affections anciennes, les artères sont filiformes et les veines variqueuses. On observe quelquefois des hémorrhagies rétiniennes qui siégent exclusivement au niveau des bifurcations veineuses

Marche. — Les diverses variétés peuvent se succéder. La première se montre par accès; la deuxième et surtout la troisième, ont une marche essentiellement chronique.

Durée. — La première variété peut amener la cécité en quelques heures, *Glaucome foudroyant*, et les douleurs se montrer encore par accès après la disparition complète de la vision. La durée de ces accès est de quelques heures à trois jours. La troisième variété est la plus longue.

Terminaison. — Dans les deux premières variétés, l'iris se réduit à un simple anneau décoloré ; le champ pupillaire est d'un vert de bouteille, le noyau du cristallin devient opaque. La cécité devient complète et l'œil s'atrophie. Dans la troisième variété, la cécité et l'opacité du cristallin sont les seules choses observées.

Pendant qu'un œil est malade ou quelques années après qu'il est perdu, la maladie se montre dans l'autre.

Diagnostic. — Le glaucome a des caractères si tranchés qu'il est impossible de le confondre avec d'autres maladies. Cependant l'excavation normale ou atrophique de certaines papilles, l'anneau sclérotical qui environne la papille, ont été pris pour une excavation glaucomateuse ou pour un staphylôme postérieur au troisième degré.

Signes distinctifs de l'excavation physiologique et de l'excavation glaucomateuse.

EXCAVATION PHYSIOLOGIQUE.	EXCAVATION GLAUCOMATEUSE.
La papille est déprimée comme si elle avait été refoulée avec le sommet d'un cône.	La papille est déprimée comme si elle avait été refoulée avec la base d'un cylindre.
Les vaisseaux de la rétine sont visibles dans tout leur parcours.	Les vaisseaux de la rétine ne sont pas visibles dans tout leur parcours.
L'anneau interne de la papille est conservé.	Absence de l'anneau interne de la papille.
Pendant les mouvements de la latéralité de la lentille convexe, toute la surface de la papille paraît se déplacer d'une manière uniforme.	Pendant les mouvements de la latéralité de la lentille convexe, le centre de la papille paraît se déplacer plus rapidement que les bords.

La direction des vaisseanx de la rétine dans le glaucome ne permet pas de confondre cette maladie avec le staphylôme postérieur.

Les signes distinctifs de l'hémorrhagie simple de la rétine et de l'hémorrhagie rétinienne qui se présente dans le glaucome, sont exposés au diagnostic de l'hémorrhagie de la rétine.

Pronostic. — Très-grave, surtout quand il y a absence de sensation de la lumière. La première variété est à la fois la plus sérieuse puisqu'elle peut amener la cécité en quelques heures, et la moins grave parce qu'elle est curable. On doit toujours craindre pour l'œil non atteint.

Traitement. — Les émissions sanguines, les anti-spasmodiques, les mercuriaux, etc.; en un mot, tout traitement pharmaceutique est de peu de valeur.

La douleur des accès névralgiques est diminuée par l'usage des pilules suivantes de Tournié :

Valerianate de Zinc........... 30 centigrammes.
Extrait de Jusquiame......... 15 centigrammes.
Ext. g. d'Opium .... 8 centigrammes.

Mêlez pour **VI** pilules. En prendre trois par jour, une à une, et à une heure d'intervalle.

Le seul moyen curatif, c'est l'iridectomie. Cette opération ne sera couronnée de succès que lorsque le malade n'aura pas perdu la sensation de lumière et que les artères présenteront le phéno-mène de pulsation spontanée. Dans le cas contraire, la réussite est douteuse.

Pendant les accès de la première variété, je n'hésiterai pas à conseiller à tout praticien de faire la paracentèse de la cornée avec une lancette. Par ce moyen, l'humeur aqueuse vidée et la pression intra-oculaire diminuée, la marche de la maladie serait enrayée plus promptement et plus sûrement qu'avec tout l'arsenal pharma-ceutique. Mais il faut le dire, le malade ne serait pas à l'abri des récidives comme après l'iridectomie.

HÉMORRHAGIE DE LA CHOROIDE.

Définition. — Épanchement de sang dû à la rupture des vaisseaux de la choroïde,

Synonymie. — Apoplexie de la choroïde. Apoplexie sous-ré-tinienne. Décollement sanguin de la rétine. Épanchement sous-choroïdien sanguinolent.

Etiologie. — Peu connue. Insolation. Traumatisme. Staphy-lôme postérieur.

Symptômes physiologiques. — Le plus souvent la maladie débute pendant le sommeil, et ce n'est qu'au réveil que le malade s'aperçoit de sa cécité. Le champ de la vision est irrégulièrement diminué. Les malades ne voient souvent que la moitié, soit horizontale, soit verticale des objets, *hémiopie*. Les malades ont souvent la sensation des mouches volantes, *myodésopsie*.

Symptômes ophthalmoscopiques. — En arrière des vaisseaux de la rétine, on observe une ou plusieurs plaques d'un rouge cerise. (Pl. I, *fig. 3*, partie inférieure). Quand la plaque est étendue et unique, c'est l'*hémorrhagie en nappe;* quand il y a plusieurs plaques petites et isolées, c'est l'*hémorrhagie pointillée*. Les taches de l'hémorrhagie pointillée prennent une teinte de plus en plus rosée et finissent par disparaitre. La tache de l'hémorrhagie en nappe présente d'abord à son centre des lignes sinueuses moins colorées ; ces lignes augmentant d'étendue forment des bandes d'un rose jaunâtre, qui envahissent peu à peu la totalité de la tache primitive.

Marche. —Continue et lente. La maladie apparaît subitement et décroît lentement après être restée quelque temps stationnaire.

Durée. — Trois mois à deux ans.

Terminaison. —Guérison. Atrophie ou exsudat de la choroïde. Récidives. Synchysis hémorrhagique. Décollement de la rétine.

Diagnostic. — Cette maladie se distingue de l'hémorrhagie de la rétine par les caractères suivants :

Signes distinctifs de l'hémorrhagie de la choroïde et de l'hémorrhagie de la rétine.

HÉMORRHAGIE DE LA CHOROÏDE.	HÉMORRHAGIE DE LA RÉTINE.
Épanchement diffus.	Épanchement moins diffus.
Teinte uniforme.	Forme striée.
L'épanchement ne masque jamais la papille.	L'épanchement peut s'étendre sur la papille.
Vaisseaux rétiniens visibles sur la tache.	Pas de vaisseaux rétiniens visibles sur la tache.
Le travail de résorption se fait du centre à la circonférence.	Le travail de résorption se fait de la périphérie au centre.

Pronostic. — Varie suivant la forme, le siége et l'abondance de l'hémorrhagie. Elle est moins grave au niveau de l'ora serrata que dans le voisinage de la papille. La forme pointillée, à moins qu'elle ne soit généralisée, est plus bénigne que celle en nappe. L'hémorrhagie en nappe très-abondante, amenant un décollement de la rétine, est la plus fâcheuse.

Traitement. — Les émissions sanguines, les révulsifs, n'ont aucune action sur l'hémorrhagie. Tous les succès qué j'ai obtenus ont été dus exclusivement à l'usage de la solution suivante :

> Eau distillée................ 100 grammes.
> Iodure de Potassium..,...... 1 gramme.
> **M.** pour un solution.

En boire une cuillerée à café par jour, dans un peu d'eau sucrée, une heure au moins avant le repas ou quatre heures après. On pourra faciliter la tolérance de cette solution en faisant *édulcorer* l'eau sucrée par une cuillerée de sirop d'écorces d'oranges amères.

STAPHYLOME POSTÉRIEUR.

Définition. — Au voisinage de l'insertion du nerf optique avec le globe oculaire, la sclérotique amincie forme une saillie anormale dans la cavité orbitaire, la choroïde est atrophiée dans toute l'étendue correspondante à la saillie scléroticale.

Synonymie. — Scléro-choroïdite postérieure. Choroïdite atrophique. Staphylôme rétro-sclérotical. Ectasie postérieure. Sclérectasie.

Variétés. — Etat stationnaire, état progressif.

Étiologie. — Travaux sur des objets petits et rapprochés. Ophthalmie scrofuleuse avec photophobie de longue durée. Abus de verres concaves. Choroïdite congestive.

Symptômes physiologiques. — Quand la maladie est stationnaire, le malade est myope, et quand elle progresse, il y a fatigue de l'accommodation , et la myopie augmente de jour en jour.

Symptômes ophthalmoscopiques. — On a admis trois degrés suivant l'étendue de la maladie.

Au *premier degré ,* le diamètre vertical du staphylôme est inférieur au diamètre de la papille.

Au *second degré,* le staphylôme embrasse plus de la moitié de la circonférence de la papille.

Au *troisième degré,* le staphylôme environne complètement la papille.

Dans le *premier degré ,* on voit au côté externe de la papille (image redressée) une tache blanche, en forme de croissant, embrassant par sa concavité le bord de la papille. Les extrémités ou *cornes* de ce croissant ne dépassent pas une ligne fictive et verticale qui passerait par le centre de la papille. Dans le *second degré* (pl. I, *fig.* 5), cette ligne fictive est débordée par la tache blanche qui a perdu la forme d'un croissant pour prendre une forme irrégulière. Dans le *troisième degré,* la tache blanche environne complètement la papille.

Cette tache blanche est due à la sclérotique devenue visible par l'absence de la choroïde. La papille du nerf optique est elliptique à grand diamètre horizontal pour le premier degré. Dans les autres degrés, la papille est elliptique à grand axe perpendiculaire à la ligne qui mesure la plus grande étendue du staphylôme.

Marche. — La maladie ne rétrograde jamais , elle est stationnaire ou progressive.

Quand elle est stationnaire ; les bords de la tache blanche sont nets et réguliers. Quand la maladie progresse , les bords sont irréguliers , déchiquetés et comme dentelés , et il y a choroïdite congestive.

Terminaison. — Etat stationnaire ou progressif. Atrophie de la choroïde. Décollement de la rétine. Synchysis hémorrhagique.

Diagnostic. — Il est important pour le traitement de connaître si la maladie est stationnaire ou progressive.

Signes distinctifs de l'état stationnaire et de l'état progressif.

STAPHYLÔME STATIONNAIRE.	STAPHYLÔME PROGRESSIF.
Papille et choroïde non congestionnées.	Papille et choroïde congestionnées.
Bords du staphylôme nettement arrêtés.	Bords du staphylôme irréguliers, dentelés avec macération de pigment.

Devant les Conseils de révision, la myopie est très-souvent simulée et je dirai même habilement réussie, puisqu'il suffit de lire avec des verres concaves n° 3 ou 4. Tout le monde peut y arriver avec un peu d'exercice; cependant la fraude est très-facile à découvrir.

Signes distinctifs de la myopie réelle et de la myopie simulée.

MYOPIE RÉELLE.	MYOPIE SIMULÉE.
Pendant la lecture avec des verres concaves, la pupille a le même diamètre qu'avant la lecture.	Pendant la lecture avec des verres concaves, la pupille devient plus petite qu'avant la lecture.
Papille du nerf optique petite et elliptique.	Papille de dimension et de forme normales.
Staphylôme postérieur nettement accusé.	Staphylôme postérieur en voie de formation, si le réclamant s'est exercé à lire depuis un ou deux mois avec des verres concaves.
Examinée avant comme après la lecture faite avec des verres concaves, la papille conserve sa coloration normale.	Après la lecture faite avec des verres concaves, la papille est plus injectée qu'avant la lecture.
Après l'instillation dans l'œil d'une solution mydratique, la lecture est possible avec des verres concaves.	Après l'instillation dans l'œil d'une solution mydratique, la lecture est impossible avec des verres concaves.

Pronostic. — Le malade est toujours myope. Cependant les progrès de l'âge, tendant à amener la presbytie, occasionnent une diminution de la myopie, mais seulement chez les individus dont le staphylôme est toujours resté stationnaire depuis l'âge de vingt-cinq à trente ans.

La maladie peu grave quand elle est stationnaire, est toujours une maladie sérieuse quand elle progresse et surtout quand elle atteint le troisième degré. Le synchysis hémorrhagique et le décollement de la rétine doivent faire redouter la même terminaison dans l'autre œil.

Le staphylôme postérieur au premier degré n'occasionnant qu'une légère myopie, ne doit pas être considéré comme un motif de réforme militaire,

Traitement. — L'état stationnaire n'exige pas de traitement. Le malade doit seulement éviter autant que possible toutes les causes de la choroïdite congestive, parce que c'est sous l'influence de cette maladie que le staphylôme postérieur devient progressif,

La myopie sera corrigée avec des verres concaves dont l'emploi sera continué le moins possible. Le choix du numéro de ces verres se fera à l'aide de la formule suivante :

$$F = \frac{D\,V}{D-V}$$

Dans laquelle F représente le numéro du verre, D la distance à laquelle on doit voir nettement la série des points qui se trouve page 43, et V la distance à laquelle le myope voit sans confusion ces mêmes points. Comme les numéros des verres sont exprimés en pouces, les distances D et V seront mesurées en pouces.

Exemple. Un myope voit bien la série des points à $0^m\,33$, soit 1 pied ou 12 pouces ; ces points devant être vus à 1 mètre, soit 3 pieds ou 36 pouces, on aura, d'après la formule ci-dessus, pour la valeur F du verre concave à employer :

$$F = \frac{36.12}{36-12} = \frac{432}{24} = 18.$$

C'est-à-dire un verre concave N. 18. Au fur et à mesure que l'âge avance, il est prudent de changer de verres et de remplacer ceux que l'on a par des verres à plus long foyer. Agir ainsi est le meilleur moyen de favoriser la disparition de la myopie qu'entraînent les progrès de l'âge.

Le traitement dirigé contre l'état progressif n'a pour but que d'amener l'état stationnaire

Les lunettes à verres concaves seront délaissées pendant toute la durée du traitement. Tout travail sur des objets petits et rapprochés sera supprimé; les études seront même interrompues par les jeunes gens qui auraient un staphylôme au deuxième degré.

Placer quatre sangsues au pourtour de l'anus. Pendant les quarante-huit heures qui suivent cette application de sangsues, le malade reste dans un appartement très-sombre, en entretenant constamment de l'eau fraîche sur les yeux. Pendant ce temps, on instille dans l'œil malade des gouttes du collyre suivant :

Eau distillée.................... 10 grammes.

Sulfate neutre d'Atropine.. 5 centigrammes.

M. pour un collyre. En instiller chaque jour 3 à 10 gouttes, suivant l'intensité de la maladie, une goutte chaque fois.

Si ces moyens ne suffisent pas, on instituera le traitement de la choroïdite congestive.

La maladie étant devenue stationnaire, on attendra quelque temps avant de permettre l'usage des verres concaves. Pour le choix de ces verres, on ne tiendra nul compte du foyer des verres employés avant l'état progressif de la maladie, et l'on recommandera particulièrement de ne point abuser des verres qui auraient été choisis.

ATROPHIE DE LA CHOROIDE.

Définition. — Disparition d'un ou plusieurs des éléments dont se compose la choroïde.

Etiologie. — Elle succède à l'hémorrhagie en nappe de la choroïde, à la choroïdite congestive, à la choroïdite exsudative ; elle complique le staphylôme postérieur. Travaux de cabinet pendant la nuit. Vieillesse. Elle apparaît souvent sans causes connues.

Symptômes physiologiques. — Légère myopie. Vision obscurcie. L'œil supporte mal la vive lumière.

Symptômes ophthalmoscopiques. — Ces symptômes varient suivant l'étendue de l'atrophie. (Pl. II , *fig. 1*). Dans l'atrophie au premier degré ou *atrophie de la couche pigmentaire*, on observe une teinte d'un jaune orangé. Dans l'atrophie au deuxième degré, ou *atrophie de la couche chorio-capillaire,* la teinte rouge uniforme de la choroïde est remplacée par une teinte rosée, sale, donnant la sensation d'une peinture rouge qu'on aurait grattée. Au milieu de cette teinte , on aperçoit de gros vaisseaux oblitérés. Dans l'atrophie au troisième degré, ou *atrophie totale,* la choroïde faisant défaut, on observe une coloration blanchâtre fournie par la face interne de la sclérotique.

A tous ces degrés, l'atrophie n'occupe pas la totalité de la choroïde , mais se montre par plaques irrégulières, plus ou moins étendues. On observe en outre des taches noires dues à l'accumulation du pigment. Ces taches constituent ce que l'on a désigné sous le nom de *macération du pigment.*

Marche. — Essentiellement chronique.

Durée. — Toute la vie.

Terminaison. — Cécité , cataracte.

Diagnostic. — Le premier degré pourrait être confondu avec la rétinite leucémique.

Signes distinctifs de l'atrophie de la choroïde au premier degré et de la rétinite leucémique.

ATROPHIE DE LA CHOROÏDE.	RÉTINITE LEUCÉMIQUE.
La teinte jaune orangé se montre par plaques.	La teinte jaune orangé occupe la cavité oculaire.
La papille et ses vaisseaux ont une coloration normale.	La papille et ses vaisseaux ont une coloration plus pâle qu'à l'état normal.

Pronostic. — Malgré l'étendue des lésions, la vision est assez bonne, car il y a des malades qui peuvent lire ; cependant le pronostic doit être considéré comme grave, surtout quand l'affection est généralisée et qu'elle n'est pas le résultat d'une hémorrhagie choroïdienne ou d'une choroïdite exsudative.

Traitement. — Le pigment choroïdien faisant défaut et ne pouvant par conséquent absorber les rayons lumineux, venant en excès dans l'œil, il faut modérer l'intensité de la lumière en employant des conserves ayant une teinte azurée.

On alternera l'usage des médications suivantes :

1° Le soir en se couchant, enduire le front et les tempes avec gros comme une fève de la pommade suivante :

Axonge..............................	30 grammes.
Iodure de Potassium..............	1 gramme.
Extrait de Belladone.............	4 grammes.

M. pour une pommade homogène.

2° Chaque matin, mouiller le front et les tempes avec un linge imbibé d'Eau des Carmes pure.

Seront supprimés : les travaux à la lumière artificielle et principalement au gaz, la lecture des livres mal imprimés ou écrits en petits caractères.

MALADIES DE LA RÉTINE.

Les maladies de la rétine exigent l'éclairage direct avec emploi d'une lentille concave ou convexe. La lentille concave donne une image droite , et la lentille convexe une image renversée.

IMPUISSANCE CONGÉNITALE DE LA RÉTINE.

Définition. — Diminution de l'acuité de la vision sans lésions organiques appréciables.

Synonymie. — Torpeur de la rétine. Héméralopie congénitale.

Symptômes physiologiques. — L'enfant ne peut lire que de gros caractères et à la condition que ces caractères soient vivement éclairés et rapprochés de ses yeux.

Symptômes ophthalmoscopiques. — La rétine et la choroïde sont à l'état normal. On constate quelquefois une légère hypérémie rétinienne due à l'intensité de la lumière employée pour les lectures.

Diagnostic. — Cette maladie , par ses symptômes physiologiques, ressemble à la cataracte congénitale et à l'atrophie de la rétine. Elle diffère de toutes ces maladies par l'absence de lésions ophthalmoscopiques.

Pronostic. — Favorable, la maladie disparaissant sous l'influence du traitement.

Traitement. — Le traitement se borne à ce que l'on désigne sous le nom de *gymnastique oculaire*. Chaque jour, consacrer une ou deux heures à lire avec des verres convexes n° 8 ou 10. Chaque semaine, diminuer graduellement la force du verre jusqu'à ce qu'on soit arrivé au n° 30. A cette époque, il est rare que l'enfant ne soit pas guéri.

HYPÉRÉMIE DE LA RÉTINE.

Définition. — Présence d'une plus grande quantité de sang dans la couche cellulo-vasculaire de la rétine.

Synonymie. — Rétinite congestive. Rétinite chronique. Hypérémie de la papille. Amblyopie presbytique. Amblyopie irritative.

Variétés. — La circulation peut être augmentée dans les artères ou dans les veines; de là, deux variétés bien distinctes, l'*hypérémie artérielle* et l'*hypérémie veineuse*. Cette dernière coïncide toujours avec la choroïdite congestive.

Étiologie. — *Hypérémie artérielle*. Fatigue de l'accommodation. Grossesse. Lumière vive. Travaux et professions nécessitant l'emploi d'une loupe ou l'usage d'autres instruments d'optique. *Hypérémie veineuse*. Causes de la choroïdite congestive.

Symptômes physiologiques. — Le malade ne peut longtemps fixer un objet sans ressentir une gêne ou lassitude oculaire; cet état est dû à la fatigue de l'accommodation qui peut être à la fois ou la cause ou la conséquence de la maladie. L'acuité de la vision et le champ visuel sont diminués.

Symptômes ophthalmoscopiques. — L'hypérémie artérielle (pl. II, *fig. 2*) est caractérisée par la formation de nouveaux vaisssaux qui recouvrent la papille en partie ou en totalité. Dans le premier cas, la coloration rouge part du point d'émergence des artères et se dirige vers l'ora serrata, en dessinant sur la papille la forme d'un V, la pointe du V est sur la papille. C'est là ce qu'on a désigné sous le nom de rétinite panniforme. Quelle que soit l'étendue de l'hypérémie artérielle, on peut toujours, à l'aide du procédé par l'image droite, distinguer chacun des nouveaux vaisseaux qui ressemblent à des filets rouges juxtaposés.

Si l'hypérémie est veineuse (pl. I, *fig. 1 et 4*), la papille est d'un rouge qui se fond insensiblement avec la teinte rouge du fond de l'œil, et alors la papille est difficile à découvrir. La place n'est reconnue que par l'origine des artères de la rétine. Par le procédé de l'image droite, on ne peut constater la présence de vaisseaux de nouvelle formation comme dans l'hypérémie artérielle.

Durée. — L'hypérémie artérielle dure une semaine à deux mois. L'hypérémie veineuse a une durée illimitée, mais toujours très-longue.

Terminaison. — L'hypérémie guérit ou se termine par atrophie de la rétine. L'hypérémie artérielle peut dégénérer en rétinite aiguë, et l'hypérémie veineuse en choroïdite aigue.

Diagnostic. — Cette maladie diffère de la simple fatigue de l'accommodation, par la présence des lésions rétiniennes. Cependant il est des cas où un diagnostic précis est impossible. En effet, la fatigue de l'accommodation peut occasionner une hypérémie rétinienne, et réciproquement une hypérémie rétinienne peut provoquer une fatigue de l'accommodation ; comment reconnaître la maladie qui a donné naissance à l'autre ? La question ainsi posée est plus d'une fois très-embarrassante et quelquefois même impossible à résoudre de prime-abord. Néanmoins, voici les caractères différentiels que l'on observe dans la majorité des cas, en ayant soin de n'examiner qu'un seul œil à la fois, l'œil non examiné étant couvert par un bandeau.

Signes distinctifs de l'hypérémie de la rétine et de la fatigue de l'accommodation.

HYPÉRÉMIE DE LA RÉTINE.	FATIGUE DE L'ACCOMMODATION.
Acuité de la vision diminuée.	Acuité de la vision normale.
Champ visuel diminué.	Champ visuel normal.
Après une instillation de solution d'atropine, vision non améliorée ou diminuée.	Après une instillation de solution d'atropine, vision améliorée.

Pronostic. — L'hypérémie veineuse se rattache le plus souvent à des causes qu'on ne peut éviter, et c'est la persistance de la cause qui rend le pronostic sérieux. Quand la maladie a revêtu la forme des figures 1 et 4 de la planche I, on doit seulement, mais avec beaucoup de réserves, espérer une légère amélioration.

L'hypérémie artérielle n'est fâcheuse que lorsque celui qui en est atteint se prive de soins médicaux ou continue à s'exposer aux causes de sa maladie.

Traitement. — Le traitement de l'hypérémie veineuse est celui de la choroïdite congestive,

Contre l'hypérémie artérielle, on conseillera la cessation de tout travail et même le changement de profession, si la maladie est occasionnée par le travail professionnel. Il ne faudra pas abuser des émissions sanguines, car dans cette maladie, le dicton populaire, *les saignées affaiblissent la vue*, a toute la vérité d'un aphorisme. Les révulsifs intestinaux, le repos des yeux, l'exercice au grand air, la chasse, l'équitation, suffisent pour amener la guérison.

ANÉMIE DE LA RÉTINE.

Définition. — Diminution de la quantité normale de sang dans les vaisseaux rétiniens, ces derniers n'étant pas altérés.

Synonymie. — Anémie de la papille du nerf optique.

Variétés. — La maladie est *congénitale* ou *acquise*. Cette dernière se subdivise en *idiopathique* et en *symptômatique*.

Étiologie. — Les causes de l'*anémie congénitale* et de l'*anémie acquise idiopathique* sont inconnues. Celles de l'*anémie acquise symptômatique* sont l'anémie générale, la chlorose et l'embolie de l'artère centrale de la rétine.

Symptômes ophthalmoscopiques. — Papille plane, large, représentant à ses bords quelques échancrures. Elle a perdu sa teinte rose pour devenir d'une éclatante blancheur. Les vaisseaux rétiniens sont peu développés et leur parcours sur la rétine

parait incomplet ; ils disparaissent avant d'avoir atteint l'ora
serrata.

Marche. — Lente, irrégulière et le plus souvent en rapport
avec l'abaissement ou le développement des forces générales.

Durée. — Un à trois mois pour la variété symptômatique.

Terminaison. — La variété symptômatique se termine toujours par la guérison et les autres variétés par l'atrophie de la
rétine.

Diagnostic. — L'anémie pourrait être confondue avec l'atrophie de la rétine, car dans ces deux maladies la papille est blanche
et les vaisseaux rétiniens filiformes ont un parcours peu étendu sur
la rétine.

Signes distinctifs de l'anémie de la rétine et de l'atrophie de la rétine.

ANÉMIE DE LA RÉTINE.	ATROPHIE DE LA RÉTINE.
Traces de l'anneau interne de la papille.	Absence complète de l'anneau interne de la papille.
Il est possible de distinguer les artères des veines de la rétine.	Il est impossible de distinguer deux ordres de vaisseaux.
Vision diminuée.	Vision presque nulle.

Pronostic. — L'anémie acquise symptômatique est une maladie peu grave, car elle guérit facilement. Les autres variétés sont
incurables.

Traitement. — On ne connaît pas de traitement à diriger
contre l'anémie congénitale et contre l'anémie acquise idiopathique.
Il serait peut-être avantageux de recourir à la gymnastique oculaire de la manière que j'ai signalée à l'article impuissance congénitale de la rétine.

L'anémie acquise symptômatique ne réclame d'autre traitement
curatif que celui de la cause qui l'a produite.

HÉMORRHAGIE DE LA RÉTINE.

Définition. — Rupture des vaisseaux de la rétine.

Synonymie. — Apoplexie de la rétine. Rétinite apoplectique. Rétinite hémorrhagique.

Etiologie. — Affections du cœur. Passions vives. Efforts de la parturition. Les constitutions fortes n'y sont pas plus exposées que les constitutions faibles.

Symptômes physiologiques. — Au moment de la rupture du vaisseau sanguin, le malade aperçoit une ou plusieurs taches rouges. Ce symptôme n'est pas toujours noté, car la maladie débute souvent pendant le sommeil. L'hémorrhagie produite, la vision est abolie ou seulement diminuée. Avec cette dernière condition, le malade a la sensation des mouches fixes, *scotômes*. Le champ visuel est restreint d'une manière irrégulière, suivant l'étendue et le siége de l'épanchement.

Symptômes ophthalmoscopiques. — (Pl. I, *figure 3*, partie supérieure). Plaque d'un rouge vermillon légèrement strié ou pointillé. Le vaisseau rétinien qui arrive de la papille à cette plaque n'est plus visible dans le reste de son parcours de cette plaque à l'ora serrata; s'il l'est, on constate qu'il est filiforme et exsangue. Avec le temps, la plaque brunit, disparaît complètement ou devient le point de départ d'une plaque exsudative ou d'un dépôt de pigment. Le point de rupture du vaisseau est indiqué par une teinte noire.

Marche. — Début subit, suivi d'une marche continue et rétrograde.

Durée. — Un à cinq mois.

Terminaison. — Résolution si la maladie est peu étendue; dans le cas contraire, rétinite exsudative. Cette maladie récidive souvent.

Diagnostic. — Les caractères qui différencient cette maladie d'avec l'hémorrhagie de la choroïde, la rétinite pigmentaire et l'hémorrhagie qui précède la dégénérescence graisseuse de la rétine sont exposés au diagnostic de ces maladies.

Dans le glaucome aigu, il se produit quelquefois des hémorrhagies rétiniennes, à la suite de l'opération de l'iridectomie. Ces hémorrhagies sont dues à la diminution rapide de la pression intra-oculaire et se distinguent de l'hémorrhagie simple par les caractères suivants :

Signes distinctifs de l'hémorrhagie simple de la rétine et de l'hémorrhagie glaucomateuse ou ex vacuo de la rétine.

HÉMORRHAGIE SIMPLE.	HÉMORRHAGIE EX VACUO.
La tache rouge siége sur le trajet d'un vaisseau.	La tache rouge siége au niveau de la jonction de deux veines.
Forme striée.	Forme circulaire.

Pronostic. — La maladie est d'autant moins grave : 1o qu'elle siége plus près de l'ora serrata ; 2° que l'épanchement sanguin est moins abondant ; 3° et que la cause qui l'a produite est moins durable. Les récidives sont très-fâcheuses.

Traitement. — Au début de la maladie, émissions sanguines proportionnées non pas à l'étendue de la maladie, mais aux forces du malade. L'émission sanguine sera suivie de l'emploi des révulsifs intestinaux. Ce traitement est inutile quand la maladie existe depuis une ou deux semaines, parce qu'à cette époque le mouvement congestif a disparu et il ne reste plus qu'à combattre les causes pour prévenir les récidives et qu'à favoriser la résorption du sang épanché.

Pour favoriser la résorption du sang épanché, le malade se nourrira principalement de viandes blanches et fera usage des substances suivantes :

Chaque jour, boire un litre de décoction de chiendent contenant en dissolution 4 grammes d'azotate de potasse , et prendre une des pilules suivantes :

> Calomel...................................... 60 centigrammes.
> Poudre de Scille...... .... 80 centigrammes.
> Ext. al. de Digitale........... 40 centigrammes.
> **M. pour XX pilules.**

Quand la résorption de l'hémorrhagie commence , remplacer ce traitement par la solution d'iodure de potassium , formulée au traitement de l'hémorrhagie de la choroïde.

Outre ce traitemeut, on conseillera les moyens destinés à combattre la cause de la maladie.

RÉTINITE EXSUDATIVE.

Définition. — Inflammation de la rétine avec production d'exsudats fibrineux.

Synonymie. — Exsudat rétinien. Rétinite syphilitique.

Etiologie. — Cette maladie succède à l'hypéremie de la rétine, à l'hémorrhagie de la rétine. Syphilis.

Symptômes ophthalmoscopiques. — (Pl. I , *figure 4*, partie supérieure). Tache allongée d'un blanc bleuâtre quelquefois mouchetée de gris. Les vaisseaux rétiniens sont cachés ou voilés par la tache. Dans le premier cas, ils disparaissent en totalité sous la tache et sont visibles dans tout le reste de l'étendue de la rétine non occupée par la tache. Dans le second cas, ils sont perçus dans la totalité de leur parcours , mais au niveau de la tache ils apparaissent comme recouverts d'une gaze blanchâtre assez épaisse. Quand l'exsudat dure depuis quelque temps , il s'organise , ce que l'on reconnaît à la présence de petites artères sur la tache, artères qui affectent une direction opposée à celle des vaisseaux normaux. Ces derniers vont en diminuant de la papille à l'ora serrata, tandis que les artères de l'exsudat rétinien diminuent en sens inverse. Ces vaisseaux de nouvelle formation sont filiformes et présentent des arborisations sinueuses qui ne débordent pas la tache. La forme et la direction de ces vaisseaux ne permet pas de les confondre avec les vaisseaux normaux de la rétine.

Marche. Durée, Terminaison. — La marche est lente. La durée est fort longue. Les exsudats s'organisent ou disparaissent.

Diagnostic. — Les signes distinctifs de la choroïdite disséminée et de la rétinite exsudative sont déjà connus.

Les exsudats limités à la papille du nerf optique ont une signification particulière dont on trouvera l'explication à l'article œdème de la papille.

Pronostic. — Toujours grave , car la maladie est rarement guérie, surtout si l'exsudat est organisé. Le pronostic est d'autant plus favorable que le siége est plus voisin de l'ora serrata et que l'origine de la maladie est syphilitique. Dans ce dernier cas, il faut craindre les récidives.

Traitement. — Il est inutile de tenter une médication quelconque contre l'exsudat organisé. Contre l'exsudat non organisé , la thérapeutique est souvent impuissante. Les préparations mercurielles et iodées sont les seules qui ont pu amener de bons résultats.

RÉTINITE PIGMENTAIRE.

Définition, — Infiltration régulière et continue de pigment dans la rétine.

Synonymie. — Etat tigré de la rétine. Rétinite tigrée. Pigmentation rétinienne. Morbus Arianus, parce que cette maladie fut observée par de Grœfe, sur un marquis espagnol nommé Ariani.

Etiologie. — Enfants issus de mariage consanguin. Hérédité.

Symptômes physiologiques. — Héméralopie légère. Diminution périphérique du champ de la vision. Le champ visuel quoique diminué conserve la forme circulaire. Plus tard, les malades ne peuvent se conduire quoiqu'ils lisent facilement les plus petits caractères. L'acuité de la vision est normale dans l'étendue conservée du champ visuel.

Symptômes ophthalmoscopiques. — (Pl. II , *figure 6*). Petites taches noires , de forme irrégulière, siégeant au niveau de l'équateur de l'œil , et masquant les vaisseaux de la rétine. A mesure que la maladie augmente, on observe de nouvelles taches vers le fond de l'œil. Ces taches , dues à du pigment infiltré dans la rétine , sont disposés en cercles concentriques , et parallèles au plan de l'iris.

Marche. — Le début a lieu pendant l'enfance , et la marche est lente.

Durée. — Varie entre dix et trente ans.

Terminaison. — Cécité complète.

Diagnostic. — La présence de pigment dans la rétine ne suffit pas pour caractériser la rétinite pigmentaire , il faut encore que ce pigment affecte une disposition particulière et spéciale. A la suite des hémorrhagies de la rétine, le caillot sanguin est remplacé par des cellules pigmentaires , ce qui pourrait faire croire à une rétinite pigmentaire.

Signes distinctifs de la rétine pigmentaire et de l'hémorrhagie de la rétine.

RÉTINITE PIGMENTAIRE.	HÉMORRHAGIE DE LA RÈTINE.
Début lent.	Début subit.
Au début, taches noires.	Au début, tache rouge.
Tache noire sans bordure.	Tache noire , quelquefois avec bordure blanche.
Diminution régulière du champ de la vision.	Diminution irrrégulière du champ de la vision.
Les taches sont multiples et disposées en cercles concentriques et parallèles à l'iris.	La situation des taches est très-irrégulière.

Pronostic. — Très-grave, la cécité étant inévitable. L'existence d'un staphylôme postérieur rend le pronostic plus grave, en ce sens que dans ce cas la durée de la maladie est plus courte.

Traitement. — On a employé les antiphlogistiques, la décoction de Zittmann, les conserves bleues ; on a même pratiqué l'opération de pupille artificielle. Tous les soins sont infructueux, rien n'arrête la marche fatale de la maladie.

ŒDÈME DE LA RÉTINE.

Définition. — Infiltration de sérosité dans la couche cellulo-vasculaire de la rétine.

Étiologie. — Accompagne souvent, mais d'une façon passagère, l'hypérémie de la rétine, la choroïdite congestive. Syphilis. Tumeurs intra-orbitaires ou intra-crâniennes amenant une gêne de la circulation veineuse de la rétine.

Symptômes ophthalmoscopiques. — Au pourtour de la papille et dans une étendue variable, les vaisseaux de la rétine, masqués par le liquide infiltré dans la couche cellulo-vasculaire, sont vus comme à travers un brouillard ou un verre sale. Au niveau de l'équateur, les vaisseaux de la rétine sont nettement accentués.

Durée. — L'œdème qui accompagne l'hypérémie de la rétine et la choroïdite congestive est d'une durée très-courte. Quand la maladie est d'origine syphilitique, la durée varie entre un et trois mois. Celle qui se rattache à une tumeur extra-oculaire, ne dure pas davantage.

Terminaison. — Guérison, même lorsque la maladie est due à une tumeur ; seulement dans ce cas, l'œdème de la rétine est remplacé par l'œdème ou l'atrophie de la papille.

Diagnostic. — J'ai dit qu'à la suite des maladies du corps vitré, cet organe ne reprenait pas toujours sa transparence normale et qu'alors le fond de l'œil paraissait comme à travers un brouillard. L'œdème de la rétine qui donne la même sensation pourrait donc être pris pour le reliquat d'une lésion du corps vitré.

Avec l'œdème, les vaisseaux de la rétine sont très-visibles au niveau de l'équateur de l'œil; avec le trouble du corps vitré, le brouillard qui recouvre les vaisseaux de la rétine s'étend à tout leur parcours.

L'œdème qui précède la dégénérescence graisseuse de la rétine, diffère de l'œdème simple de la rétine par les caractères suivants :

Signes distinctifs de l'œdème simple de la rétine et de l'œdème précédant la dégénérescence graisseuse de la rétine.

ŒDÈME SIMPLE DE LA RÉTINE.	ŒDÈME AVANT-COUREUR DE LA DÉGÉNÉRESCENCE GRAISSEUSE.
L'œdème n'entoure pas complètement le papille.	L'œdème entoure complètement la papille.
Il existe entre l'anneau externe de la papille et le lieu de la rétine où siége l'œdème, un petit espace de rétine transparente.	L'œdème envahit la rétine jusqu'à l'anneau externe de la papille.
L'œdème occupe de préférence les points de la rétine où il y a des vaisseaux apparents.	L'œdème forme un anneau complet autour de la papille.

Pronostic. —Par elle-même, la maladie est peu grave, puisqu'elle disparaît toujours. Cependant elle est un symptôme de mauvais augure quand elle est due à une tumeur extra-oculaire.

Traitement. — L'œdème de la rétine est plutôt un symptôme qu'une maladie, et le traitement doit être dirigé contre la cause qui amène la gêne de la circulation.

DÉGÉNÉRESCENCE GRAISSEUSE DE LA RÉTINE.

Définition. — Transformation des cellules nerveuses de la rétine en cellules graisseuses.

Synonymie. — Amaurose albuminurique. Amblyopie albuminurique. Sclérose rétinienne albuminurique.

Étiologie. — Albuminurie, surtout à l'état chronique.

Symptômes physiologiques. — Vision obscurcie ou anéantie. Quand le champ visuel peut être exploré, on constate que la vision excentrique est seulement conservée. Les malades voient mieux à un demi-jour.

Symptômes ophthalmoscopiques. — (Pl. II, *figure 2*), Les lésions rétiniennes offrent trois périodes. La première passe souvent inaperçue parce que les malades, faisant peu d'attention à la gêne de la vision qui l'accompagne, ne réclament des soins que pendant le cours des deux dernières périodes.

La première période est caractérisée par une hypérémie artérielle avec ou sans œdème de la rétine ; la seconde par des hémorrhagies rétiniennes, et la troisième par la transformation graisseuse.

L'hypérémie artérielle et l'œdème de la rétine sont déjà connus. Les taches hémorrhagiques sont rouges, petites, anguleuses, nettement striées, on dirait de petites lignes rouges juxtaposées. Ces taches sont concentriques à la papille qu'elles entourent à la manière d'un éventail. Dans la troisième période, on observe tout autour de la papille et même à la place de la papille, une large tache jaunâtre au centre, blanchâtre et comme pointillée sur les bords. Cette tache donne au fond de l'œil l'aspect d'une surface barbouillée de colle.

Marche, Durée, Terminaison. — La marche, la durée, la terminaison ne sont nullement en rapport avec la maladie générale. La marche est très-irrégulière, avec alternative d'amélioration et d'aggravation. La durée est fort longue, mais le temps précis ne peut être fixé. Les cellules graisseuses peuvent être résorbées. La guérison est rare quand la maladie est arrivée à la troisième période.

Diagnostic. — Pendant la première période, la maladie étant en voie d'évolution et on peut dire à l'état de prodrôme , il est impossible, par la seule inspection ophthalmoscopique, de porter un diagnostic précis, s'il n'y a pas d'œdème. La présence d'albumine dans les urines tranche la question. S'il y a œdème , le diagnostic est plus facile, car cet œdème revêt des caractères qui le différencient de l'œdème simple de la rétine. Ces caractères distinctifs sont exposés à l'article œdème de la rétine,

Les deux dernières périodes ont un cachet qui ne permet pas d'erreur ; cependant, à la deuxième période , on pourrait croire à une simple hémorrhagie de la rétine.

Signes distinctifs de l'hémorrhagie simple de la rétine et de l'hémorrhagie rétinienne accompagnant la dégénérescence graisseuse.

HÉMORRHAGIE SIMPLE DE LA RÉTINE.	HÉMORRHAGIE RÉTINIENNE ACCOMPAGNANT LA DÉGÉNÉRESCENCE GRAISSEUSE.
En général, un seul œil est malade.	En général, les deux yeux sont atteints.
Les épanchements sanguins ont une disposition variable.	Les épanchements sanguins sont placés circulairement autour de la papille en forme d'éventail.
Autour des taches, la rétine est transparente.	Autour des taches, la rétine est trouble.
La forme striée est moins prononcée.	Les taches sont nettement striées.
On voit arriver un vaisseau sanguin à la tache.	On ne voit pas de vaisseaux sanguins arriver à la tache.

On a dit que la troisième période pouvait être confondue avec un staphylôme postérieur au troisième degré; cela me paraît impossible.

Pronostic. — En ce qui concerne la vision, le pronostic est toujours fâcheux, néanmoins la dégénérescence graisseuse qui survient pendant l'albuminurie qui accompagne la grossesse, les suites de couche et la scarlatine, est moins grave que celle qui se lie à une néphrite albumineuse. Toute femme qui pendant sa grossesse en a présenté des symptômes, y est fatalement exposée lors des gestations suivantes.

Traitement. — La médication dirigée contre l'affection oculaire n'amène de bons résultats que dans le cours de la première période, qui cède facilement sous l'influence des émissions sanguines. Pendant le cours des autres périodes, on doit se borner à traiter exclusivement la maladie générale, c'est-à-dire l'albuminurie.

DÉCOLLEMENT DE LA RÉTINE.

Définition. — Epanchement de sérosité entre la choroïde et la rétine.

Synonymie. — Hydropisie sous-rétinienne. Hydropisie sous-choroïdienne. Retina tremulans.

Étiologie. — Froid subit. Erysipèle de la face. Coups sur le front et sur les tempes. Plaies de la sclérotique. Hémorrhagie en nappe de la choroïde. Tumeurs malignes de la rétine.

Symptômes physiologiques. — Quand le décollement est général, le malade est aveugle; avec le décollement partiel, le malade voit les objets comme voilés, vacillants, tortueux, obliques ou bien il ne voit que la moitié des objets. Le champ visuel est anéanti dans la portion opposée au siége de la lésion.

Symptômes anatomiques. — Quand le décollement est très-étendu, il est visible à l'œil nu; mais il ne peut être ici question de ce cas pour lequel l'ophthalmoscope n'a pas une bien grande importance.

Symptômes ophthalmoscopiques. — (Pl. II , *fig. 5*). Tumeur blanc bleuâtre , onduleuse. La fluctuation est d'autant plus apparente que le liquide est plus abondant. La limite qui sépare la rétine saine de la rétine décollée est marquée par la différence de teinte et par une légère courbe des vaisseaux. Sur la tumeur, les vaisseaux ont une coloration plus foncée qu'à l'état normal , et ils paraissent comme rompus ; cela tient à ce qu'ils apparaissent et disparaissent entre les replis de la rétine. Il n'est pas rare d'observer eu sein de la tumeur de petits points jaunes, brillants , ce sont des cristaux de cholestérine.

Marche. — Le début est lent ou instantané. La marche est toujours lente ; la maladie rétrograde quelquefois ; le plus souvent elle progresse.

Terminaison. —La guérison est très-rare. La terminaison la plus commune est l'atrophie de la choroïde, l'opacité du cristallin, le décollement général de la rétine et la cécité complète.

Pronostic. — Un décollement de la rétine peu étendu et limité à l'ora serrata peut simuler un cristallin opaque luxé dans le corps vitré, parce que dans les deux cas on observe en arrière de l'iris une tumeur opaline et mobile.

Signes distinctifs du décollement de la rétine et de la luxation du cristallin dans le corps vitré.

DÉCOLLEMENT DE LA RÉTINE.	CRISTALLIN LUXÉ.
Présence des images fournies par le cristallin.	Absence des images fournies par le cristallin.
Vaisseaux sanguins sur la tumeur.	Absence de vaisseaux sanguins sur la tumeur.

Le décollement limité au côté interne de l'œil est dû à une cause traumatique.

Le décollement de la rétine existant avec une cataracte complète ne peut être diagnostiqué par l'examen ophthalmoscopique , mais bien par l'examen du champ visuel. Cet examen est pratiqué de la manière suivante : une bougie allumée , tenue à une distance de 50 centimètres environ de l'œil malade, est promenée en différentes directions , en haut, en bas, à droite , à gauche. En l'absence de décollement de la rétine , le malade conserve la sensation de la lumière artificielle , quelle que soit la direction donnée à cette lumière. Si la rétine est décollée , le malade ne perçoit pas la lumière dans toutes les positions.

Pronostic. — Dans le décollement traumatique , le liquide épanché se résorbe souvent en totalité , et cependant la rétine ne reprend pas toujours ses fonctions. Le pronostic est plus favorable quand les objets sont vus comme voilés ; c'est l'indice que la rétine n'a pas perdu toute sa sensibilité. Dans la généralité des cas , la maladie a toujours une issue fâcheuse.

Traitement. — Le traitement est le plus souvent infructueux. Il a pour but de modérer l'hypersecrétion de la sérosité et d'en favoriser la résorption.

Les émissions sanguines remplissent la première de ces indications. Pour la seconde, le malade prendra chaque jour une ou deux des pilules suivantes :

Calomel........	āā **60** centigrammes.
Poudre de Polygala...........................	
Extrait de Colchique.............................	**20** centigrammes.
Extrait Thébaïque........................,.........	**10** centigrammes.

Pour **XX** pilules.

Le sublimé corrosif, l'iodure de potassium, les vésicatoires volants devant et derrière l'oreille correspondante à l'œil malade , produisent quelquefois une diminution dans la quantité du liquide épanché.

En présence des résultats généralement négatifs du traitement médical, on a conseillé le traitement chirurgical. Le procédé opératoire employé à cet effet peut être considéré comme une paracentèse scléroticale avec division de la rétine. En agissant ainsi, on se propose d'établir une communication entre le corps vitré et la sérosité sous-rétinienne. Cette sérosité ayant un facile accès dans le corps vitré, ne soulève plus la rétine; au contraire, elle l'applique contre la choroïde par la pression intra-oculaire qu'elle occasionne en augmentant le volume du corps vitré.

TUMEURS MALIGNES DE LA RÉTINE.

Le développement de ces tumeurs, de nature souvent différentes, a fait diviser la maladie en trois périodes qui sont distinctes. A la première, la tumeur est seulement visible à l'ophthalmoscope, c'est pour cela qu'il ne sera ici question que de cette période. Dans la seconde, la tumeur visible à l'œil nu occupe exclusivement la cavité oculaire, et dans la troisième, la tumeur envahit la cavité orbitaire.

Synonymie. — Sarcôme médullaire de la rétine. Fongus médullaire de la rétine. Encéphaloïde de la rétine. OEil de chat amaurotique.

Etiologie. — Inconnue. Jeune âge.

Symptômes ophthalmoscopiques. —Tumeur faisant saillie dans le corps vitré. Cette tumeur bosselée, fixe, est recouverte par les vaisseaux de la rétine et d'un reflet d'un jaune métallique.

Diagnostic. — Les caractères que présente cette tumeur ne permettent de confondre cette maladie avec aucune autre. Cependant, comme elle s'accompagne quelquefois de décollement de la rétine, elle peut, grâce à la sérosité qui la recouvre, passer quelque temps inaperçue. La marche des deux maladies est trop différente pour que le diagnostic reste longtemps douteux.

Pronostic, grave, car la maladie, livrée à elle-même, envahit la cavité orbitaire et peut occasionner la mort.

Traitement. — Le seul traitement efficace, c'est l'ablation de l'œil, suivie de prothèse oculaire pour pallier la difformité du visage. Presque toujours les malades se refusent à l'opération pendant la première période, parce que leur vision étant peu compromise, ils ne peuvent se résigner à l'extirpation de l'œil. L'opération est urgente pendant la seconde période.

MALADIES DIVERSES DE LA RÉTINE.

Outre les maladies que je viens de décrire, il en est d'autres dont les noms se trouvent dans les ouvrages d'ophthalmoscopie. Ces maladies sont : l'absence congénitale des vaisseaux, l'atrophie, le cysticerque et la cholestérine. Voici les motifs qui m'ont engagé à ne point décrire ces maladies.

L'absence congénitale des vaisseaux et l'atrophie ne sont pour moi qu'une seule et même maladie, car la première n'est autre chose qu'une atrophie qui s'est développée pendant la vie intrà-utérine. De ce qu'une maladie commence avant ou après la naissance, elle ne constitue pas pour cela deux maladies différentes, nécessitant chacune une description. Comme il n'y a pas d'atrophie de la rétine sans atrophie de la papille du nerf optique, et que la narration des symptômes de l'une de ces maladies ne peut se faire sans exposer les symptômes de l'autre, et qu'au fond ces deux maladies doivent être considérées comme ne formant que deux noms synonymes d'une même affection, je me suis borné à décrire seulement l'atrophie de la papille du nerf optique.

Le cysticerque de la rétine est très-rare. Quant à la cholestérine de la rétine, c'est un épiphénomène du décollement de la rétine plutôt qu'une maladie, à proprement parler.

MALADIES DE LA PAPILLE DU NERF OPTIQUE.

La plupart des maladies de la papille du nerf optique ne diffèrent de celles de la rétine que par le siége de la lésion. Ainsi l'hypérémie, l'anémie, l'hémorrhagie, ne nécessitent pas de descriptions spéciales, attendu qu'il faudrait répéter ce qui a déjà été dit sur l'hypérémie, l'anémie et l'hémorrhagie de la rétine, en faisant seulement observer que les symptômes ophthalmoscopiques au lieu de se montrer dans la rétine, se présentent exclusivement sur la papille.

L'exsudat de la papille ne constitue pas une maladie spéciale, c'est le symptôme de l'existence d'un œdème de la papille.

Les maladies qui appartiennent exclusivement à la papille et que j'étudierai sont : l'œdème et l'atrophie.

ŒDÈME DE LA PAPILLE DU NERF OPTIQUE.

Définition. — Infiltration de sérosité dans le tissu conjonctif de la papille.

Variétés. — L'œdème est *actif* ou *inflammatoire, simple* ou *passif*.

Synonymie. — *Œdème actif*. Œdème aigu de la papille. Névrite optique. Névro-rétinite. *Œdème passif*. Ramollissement de la papille. Infiltration séreuse de la papille.

Étiologie. — *Œdème actif*. Inflammations aiguës et tumeurs organiques des organes encéphaliques. Inflammation de la gaine névrilématiqne du nerf optique. *Œdème passif*. Toute lésion chronique qui fait un obstacle permanent à la circulation veineuse du nerf optique.

Symptômes physiologiques. — Outre les symptômes fournis par la maladie principale, on observe une diminution considérable dans l'acuité de la vision et quelquefois une altération du champ visuel qui revêt les caractères suivants : avec une lésion de l'hémisphère cerébral droit, le champ visuel des deux yeux est supprimé à gauche de la verticale; la suppression est à droite de la verticale quand la maladie siége dans l'hémisphère gauche. *Hémiopie homonyme*. Si le maladie existe à la base du crâne, le champ visuel des deux yeux est anéanti à gauche de la verticale pour l'œil gauche, et à droite de la verticale pour l'œil droit. *Hémiopie croisée*. Quand la maladie est située entre l'œil et le chiasma des nerfs optiques, il n'y a que l'œil correspondant au côté de la lésion qui est malade.

Symptômes ophthalmoscopiques. — *Œdème actif*. La papille est large, légèrement saillante. Elle est d'un rouge grisâtre et présente de nombreuses stries radiées blanches qui vont du centre à la circonférence. Les vaisseaux voilés par la teinte grise sont les artères plus petites et les veines plus volumineuses qu'à l'état normal. *Œdème passif*. La papille est large, très-bombée. Elle a une teinte jaune sale. Les vaisseaux paraissent comme noyés dans un magma de gélatine molle et offrent les mêmes altérations de volume que dans l'œdème actif.

Marche. — La marche est très-rapide dans l'œdème aigu, puisqu'en sept à quinze jours, le malade peut à peine se conduire. Elle est très-lente dans l'œdème passif.

Durée. Terminaison. — L'œdème actif dure un à trois mois et l'œdème passif deux à six mois. Le premier se termine par la guérison avec formation d'un léger exsudat sur la papille ou par l'atrophie de la papille. Cette dernière terminaison est toujours celle de l'œdème passif.

Pronostic. — Outre les conséquences de la maladie principale et exclusivement en ce qui concerne la vision, le pronostic est grave. L'œdème passif est plus fâcheux que l'œdème actif. Ce dernier se termine toujours par atrophie quand il y a diminution du champ visuel.

Traitement. — Le traitement doit être dirigé plus particu lièrement vers la maladie principale. L'œdème actif nécessite l'emploi des antiphlogistiques énergiques, et l'œdème passif les excitants sur le front et les tempes.

ATROPHIE DE LA PAPILLE DU NERF OPTIQUE.

Définition. — Disparition totale ou incomplète des éléments nerveux du nerf optique.

Synonymie. — Atrophie du nerf optique. Atrophie de la rétine.

Variétés. — L'atrophie est *symptômatique* quand elle est sous la dépendance de la lésion d'un autre organe; dans les autres cas, elle est *idiopathique*. Cette dernière variété est très-rare.

L'atrophie revêt en outre deux formes principales qui ne sont que des degrés différents de la maladie. La première forme est caractérisée uniquement par la disparition des éléments nerveux, c'est l'*atrophie simple;* dans la seconde, les éléments nerveux sont remplacés par du tissu cellulaire ou du tissu fibreux, c'est l'*atrophie dégénérée.*

Étiologie. — Les causes sont très-nombreuses et il serait trop long de les énumérer. Leur mode d'action est le plus souvent entouré de la plus grande obscurité. Règle générale souffrant peu d'exception, toute lésion extra-oculaire qui s'accompagne de diminution ou d'abolition de la vue, amène une atrophie de la papille. Cela permet de comprendre la valeur de l'ancienne classification étiologique des amauroses, où il y avait des amauroses optiques, cérébrales, spinales, abdominales, vermineuses, chlorotiques, traumatiques, etc., c'était alors la cause connue et l'altération oculaire ignorée.

Symptômes physiologiques. — Les plus fréquents sont : diminution périphérique et progressive du champ de la vision qui se réduit à zéro. La partie externe est celle qui est le plus longtemps conservée. Paresse de l'acuité de la vision, c'est-à-dire que le malade est obligé de fixer un objet pendant quelques instants avant de l'apercevoir. D'autrefois, l'objet paraît faire de légères oscillations. Ce phénomène est surtout très-manifeste quand le malade regarde une surface à damier. Vision d'étincelles. Difficile appréciation des couleurs. Quand l'atrophie est sous la dépendance d'une maladie inflammatoire ou congestive, le malade, sans être photophobe, distingue mieux quand la lumière est peu intense. Si l'atrophie est idiopathique, ancienne ou due à une maladie inflammatoire, le malade est avide de lumière.

Symptômes anatomiques. — La pupille a une étendue normale ou anormale ; normale quand la maladie est peu ancienne, de cause inflammatoire ou congestive ; anormale, c'est-à-dire dilatée, dans le cas contraire. Les mouvements de la pupille sont lents et le plus souvent nuls. Une précaution importante à prendre pour éviter toute erreur, c'est d'examiner chaque œil séparément et de tenir fermé l'œil qui n'est pas examiné. En agissant autrement, c'est-à-dire en examinant les deux yeux à la fois ou en laissant ouvert l'œil non exploré, on est exposé à constater la mobilité de la pupille, phénomène qui, avec de pareilles conditions, se montre assez souvent chez des individus complètement aveugles, même des deux yeux.

Symptômes ophthalmoscopiques. — A la *première période* ou *période de congestion,* la papille, moins grande qu'à l'état normal, présente au centre une teinte très-blanche. Les bords revêtent une legère coloration rouge uniforme. Les vaisseaux ont diminué de volume et les artères se distinguent à peine des veines par leur coloration.

A la *deuxième période* ou *période d'absorption,* la papille est blanche dans toute son étendue. Ses contours sont nettement arrêtés, à moins que la maladie ne soit due à une affection choroïdienne. Les vaisseaux sont filiformes et souvent les artères ne se distinguent des veines que par la différence de leur point d'émergence. L'anneau interne de la papille est conservé. La surface est plane, saillante ou déprimée, plane dans les cas récents ; saillante, *atrophie en champignon,* lorsque les couches externes de la rétine ont disparu ; déprimée, *atrophie en godet, rétraction du nerf optique, amau-*

rose sympathique, dans les cas invétérés, dans ceux qui sont dus à une lésion cérébrale ou à une lésion de l'autre œil.

A la *troisième période ou période de substitution*, la papille est plus large qu'à l'état normal. Elle est d'un blanc nacré, réfléchissant fortement la lumière. L'anneau interne a complètement disparu. On ne trouve pas de traces des vaisseaux ou bien, s'il en existe, (Pl. I, *fig.* 6), ils apparaissent comme de petits filets roses, partant tous d'un même point de la papille et ayant un parcours très-limité

La papille a ses contours échancrés lorsque l'atrophie est la terminaison d'une affection choroïdienne, et elle est voilée d'un léger exsudat, exclusivement limité à sa surface, lorsqu'elle est la conséquence d'un œdème aigu.

Marche. — Progressive et très-lente, quelquefois stationnaire, rarement rétrograde. La papille est d'abord congestionnée, *première période* ou *période congestive;* puis les tubes nerveux disparaissent, *deuxième période* ou *période d'absorption ;* et le tissu cellulaire qui, à l'état normal, forme la gaine névrilématique des tubes nerveux, s'hypertrophie, et se transforme souvent en tissu fibreux, *troisième période* ou *période de substitution.*

Durée. — Très-longue et impossible à déterminer. La maladie passe assez rapidement de la première à la seconde période, et il s'écoule bien des années avant d'arriver à la troisième.

Terminaison. — Vision très-affaiblie ou cécité, parce que la maladie a une tendance à convertir le nerf optique en un cordon de tissu cellulaire.

Diagnostic. — C'est ici que la précaution de toujours employer la même lentille convexe est d'une importance capitale. Une personne qui aurait l'habitude d'un verre N° 2 et qui accidentellement examinerait un œil avec un verre N° 1 1/2, diagnostiquerait un atrophie parce qu'il verrait la papille plus petite que de coutume. Au contraire, une papille atrophiée serait prise pour une papille normale, si l'examen était fait avec le N° 3. Cependant l'erreur, quoique facile, peut être évitée en considérant, abstraction faite de l'étendue de la papille, que la coloration n'est pas normale, et qu'il y a modification dans les rapports normaux entre le volume et la couleur des artères et des veines de la rétine.

L'atrophie à la première période pourrait dans quelques cas être confondue avec le *spasme de l'accommodation* ou avec la *paralysie de l'accommodation*, quand les maladies sont compliquées d'hypérémie de la papille.

Avec le spasme de l'accommodation, la papille paraît un peu plus petite qu'à l'état normal, la pupille est paresseuse et les troubles de la vision sont très-prononcés. Pour ne pas confondre le spasme de l'accommodation avec le *défaut de convergence des axes optiques*, il faut examiner chaque œil séparément. Si les troubles de la vision n'existent qu'à la condition que les deux yeux soient ouverts, on a affaire à un défaut de convergence des axes optiques, et c'est le spasme de l'accommodation, si les troubles se montrent alors qu'un seul œil est découvert.

Signes distinctifs de l'atrophie de la papille à la première période et du spasme de l'accommodation.

ATROPHIE DE LA PAPILLE.	SPASME DE L'ACCOMMODATION.
Diminution prononcée de l'acuité de la vision et du champ visuel.	Diminution nulle ou très-légère de l'acuité de la vision et du champ visuel.
Les objets rapprochés sont vus sans fatigue ou ne sont pas vus du tout.	Les objets rapprochés sont vus, mais avec beaucoup de fatigue.
Altération passagère de la vision sous l'influence des agents mydriatiques.	Amélioration passagère ou guérison sous l'influence des agents mydriatiques.

Avec la paralysie de l'accommodation, la pupille est large et immobile. Quand il y a aphakie, la pupille est immobile, mais elle n'est pas large. Le malade voit mal les objets rapprochés. L'acuité de la vision et le champ visuel sont diminués.

*Signes distinctifs de l'atrophie de la papille à la première période
et de la paralysie de l'accommodation.*

ATROPHIE DE LA PAPILLE.	PARALYSIE DE L'ACCOMMODATION.
Papille petite.	Papille à dimension normale.
Altération passagère de la vision par l'emploi de la fève de Calabar.	Amélioration ou guérison par l'emploi de la fève de Calabar.
Très-rarement compliquée de paralysie des nerfs de la troisième paire.	Très-souvent compliquée de paralysie des nerfs de la troisième paire.
Vision rendue peu nette en regardant au travers d'une carte percée d'un petit trou.	Vision plus nette en regardant au travers d'une carte percée d'un petit trou.

Les signes distinctifs de l'atrophie à la troisième période et de l'anémie de la rétine, ont été exposés au diagnostic de cette dernière maladie,

Pronostic. — Toujours très-grave, car la médecine n'a pas le pouvoir de créer des tubes nerveux. On doit seulement espérer d'arrêter la marche de la maladie quand les effets de la cause principale peuvent être suspendus ou annihilés. A la première période, le pronostic est moins fâcheux qu'à la seconde. A la troisième, il faut renoncer à toute espérance de guérison.

Traitement. — Le traitement est d'abord celui de la maladie principale. C'est elle qui doit être l'objet incessant de toutes les recherches et la base de toute médication. En général et abstraction faite des indications spéciales fournies par la maladie principale, l'atrophie idiopathique ou symptômatique d'une maladie non inflammatoire exige l'emploi des excitants; l'atrophie symptômatique d'une lésion inflammatoire ou congestive, nécessite l'usage des antiphlogistiques. Le traitement doit être divisé en traitement excitant et en traitement anticongestif. Pour ces différents traitements, voici les moyens que j'emploie ordinairement, sans préjudice des autres agents que réclame la maladie principale.

Pour le traitement excitant, je conseille alternativement les formules 1, 2 et 3.

FORMULE 1 :

> Essence de Lavande............ 15 grammes.
> Baume de Fioraventi........... 10 grammes.
> M. pour un liniment.

Agiter chaque fois avant de s'en servir. Deux ou trois fois par jour, lotionner le front et les tempes avec un linge imbibé de ce liniment.

FORMULE 2 :

> Huile de Lis..................... 30 grammes.
> Teinture de Noix vomique..... 2 grammes.
> M. pour un liniment.

Même précaution et même usage que le liniment précédent.

FORMULE 3 :

> Vésicatoires sur le front et les tempes. Vésicatoires
> ammoniacaux pansés avec de la Strychnine.

Pour le traitement anticongestif, je conseille alternativement les formules suivantes :

> Sublimé corrosif.............. 10 centigrammes.
> Extrait d'Aconit.............. 20 centigrammes.
> Extrait de Réglisse.......... 2 grammes.
> M. pour XX pilules.

En prendre une ou deux par jour.

Teinture d'Aconit...................
Teinture de Colchique...............
Teinture de Cannelle .... } aâ 2 grammes.
Chlorure de Barium.. ....
Eau distillée......................... 20 grammes.

M. pour une solution.

En boire XX gouttes par jour dans un peu d'eau sucrée.

ALTÉRATIONS DES VAISSEAUX DE LA RÉTINE.

La plupart des symptômes fournis par les vaisseaux de la rétine ont été signalés, les vaisseaux à double contour (page 40), les vaisseaux en crochet et la pulsation spontanée (page 80).

La rupture des vaisseaux constitue l'hémorrhagie. Si la rupture a lieu dans la partie du vaisseau qui recouvre la papille, on dit qu'il y a l'hémorrhagie de la papille, et c'est l'hémorrhagie de la rétine, si le vaisseau est rompu dans le cours de son trajet entre l'ora serrata et l'anneau externe de la papille.

Les autres lésions principales sont l'embolie, la sclérose et les varices. Les deux premières appartiennent exclusivement aux artères, et la troisième aux veines.

L'embolie artérielle ou *amaurose embolique* est l'obturation du canal artériel par un caillot fibrineux détaché du cœur et transporté dans l'artère centrale de la rétine par le torrent circulatoire. Cette maladie, qui occasionne une cécité subite avec anémie de la rétine est rare et nécessite l'emploi de l'iodure de potassium à haute dose, deux grammes par jour.

La sclérose ou endurcissement du tissu cellulaire qui environne les artères se reconnait à ce que ces vaisseaux paraissent entourés de deux lignes blanches. On ne connaît pas encore la signification exacte de cette lésion.

OUVRAGES A CONSULTER.

DUCHÊNE. — De l'Hémorrhagie spontanée de la choroïde. — *Thèses de Montpellier*, 1863.

FOLLIN. — Leçons sur l'exploration de l'œil et en particulier sur les applications de l'ophthalmoscope aux maladies des yeux. — *Paris*, 1863.

GIRAUD-TEULON. — Théorie de l'ophthalmoscope avec les déductions pratiques qui en dérivent, indispensable à l'intelligence du mécanisme de l'instrument. — *Paris*, 1859.

GUÉRINEAU. — Du Diagnostic des maladies des yeux à l'aide de l'ophthalmoscope et de leur traitement. — *Paris*, 1860.

LECORCHÉ. — De l'altération de la vision dans la néphrite albumineuse. — *Thèses de Paris*, 1858.

LIEBREICH. — De l'examen de l'œil au moyen de l'ophthalmoscope. — *Dans le deuxième volume de la traduction de Mackensie. Paris*, 1857.

LIEBREICH. — Atlas ophthalmoscopique représentant

l'état normal et les modifications pathologiques du fond de l'œil visibles à l'ophthalmoscope. — *Paris et Berlin*, 1863.

Métaxas. — De l'exploration de la rétine et des altérations de cette membrane visibles à l'ophthalmoscope. — *Thèses de Paris*, 1861.

Sichel. — Iconographie ophthalmoscopique. — *Paris*, 1852.

Wecker. — Traité théorique et pratique des maladies des yeux. — *Paris*, 1863.

PLANCHE I.

EXPLICATION.

SOMMAIRE. — Etat normal. — Hypérémie veineuse de la rétine. — Hémorrhagie de la rétine. — Hémorrhagic de la choroïde. — Rétinite exsudative. — Choroïdite exsudative. — Staphylôme postérieur. — Atrophie de la rétine.

PLANCHE I.

Figure 1. — OEil gauche. Image renversée. — Hypérémie veineuse de la rétine.

Figure 2. — Etat normal du fond de l'œil. — OEil droit. Image
renversée. — Le disque blanc rosé qui occupe le centre de la figure
est la papille du nerf optique, du milieu de laquelle émanent les
vaisseaux de la rétine ; à gauche, les artères, et à droite, les veines. — Les traînées noirâtres qui existent sur le fond rouge, sont
les arborisations pigmentaires de la choroïde.

Figure 3. — OEil gauche. Image renversée. — A la *partie supérieure*, hémorrhagie de la rétine ; tache rouge à laquelle s'arrêtent
les vaisseaux de la rétine. — A la *partie inférieure*, hémorrhagie en
nappe de la choroïde ; tache rouge sur laquelle passe une veine de
la rétine.

Figure 4. — OEil droit. Image renversée. — A la *partie supérieure*,
rétinite exsudative. — A la *partie inférieure*, choroïdite disséminée.
La papille du nerf optique présente, comme dans la figure 1, les
symptômes de l'hypérémie veineuse.

Figure 5. — OEil droit. Image renversée. — Staphylôme postérieur au deuxième degré, en voie de progression et avec macération du pigment, indiquée par les points noirs.

Figure 6. — OEil gauche. Image renversée. — Atrophie de la
rétine. Un seul ordre de vaisseaux est apparent.

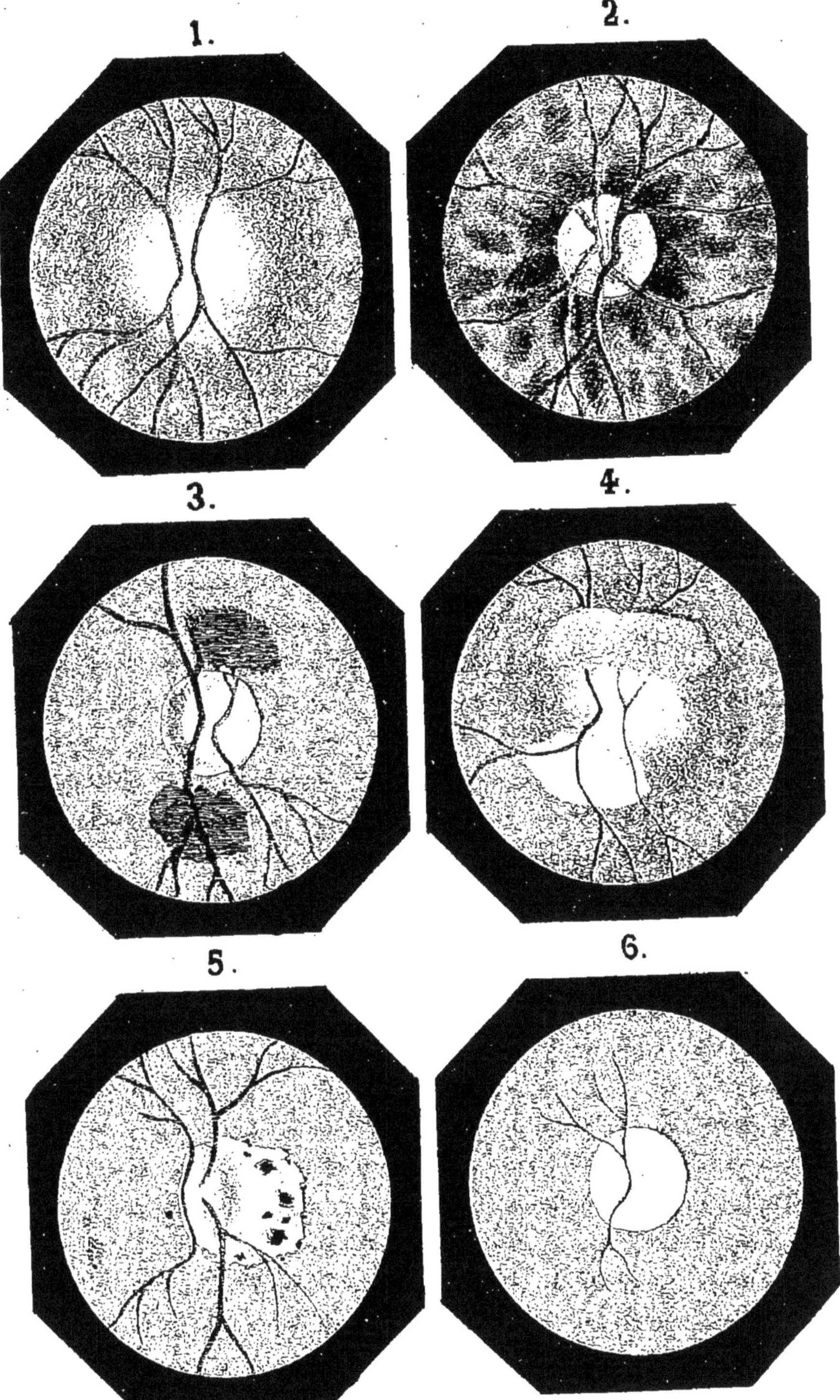
Pl. 1.
1.
2.
3.
4.
5.
6.
Lith J.B.J. Constant Bt.
Louis Pourverelle lith.

PLANCHE II.

EXPLICATION.

Sommaire. = Atrophie de la choroïde. — Dégénérescence graisseuse de la rétine.— Décollement de la rétine. — Glaucome. — Hypérémie artérielle de la papille du nerf optique. — Rétinite pigmentaire.

—≪≪-≫≫—

PLANCHE II.

FIGURE 1. — OEil gauche. Image renversée. — Atrophie de la
choroïde au deuxième et au troisième degré, avec macération du
pigment. Autour de la papille, existe une tache blanche, staphylôme postérieur au deuxième degré et stationnaire. En haut de la
figure, la tache blanche indique l'atrophie de la choroïde au troisième degré. La teinte rouge pointillée qui est au-dessous est l'atrophie de la choroïde au deuxième degré. Les taches noires sont dues
à l'accumulation du pigment choroïdien, c'est la macération du
pigment.

FIGURE 2. — OEil gauche. Image renversée. — Dégénérescence
graisseuse de la rétine. La papille est masquée par une teinte jaunâtre sur laquelle on observe des taches hémorrhagiques.

FIGURE 3. — OEil gauche. Image renversée. — Décollement de
la rétine. La partie inférieure de la rétine, soulevée par le liquide,
prend une teinte bleuâtre.

FIGURE 4. — OEil gauche. Image renversée. — Glaucome. La
papille est excavée et les vaisseaux de la rétine forment le crochet.

FIGURE 5. — OEil gauche. Image renversée. — Hypérémie artérielle de la papille du nerf optique. La papille est masquée par
des vaisseaux artériels de nouvelle formation.

FIGURE 6. — OEil droit. Image renversée. — Rétinite pigmentaire. Atrophie de la rétine. Les points noirs déposés concentrique-
ment représentent le pigment infiltré dans la rétine.

Pl. 2.

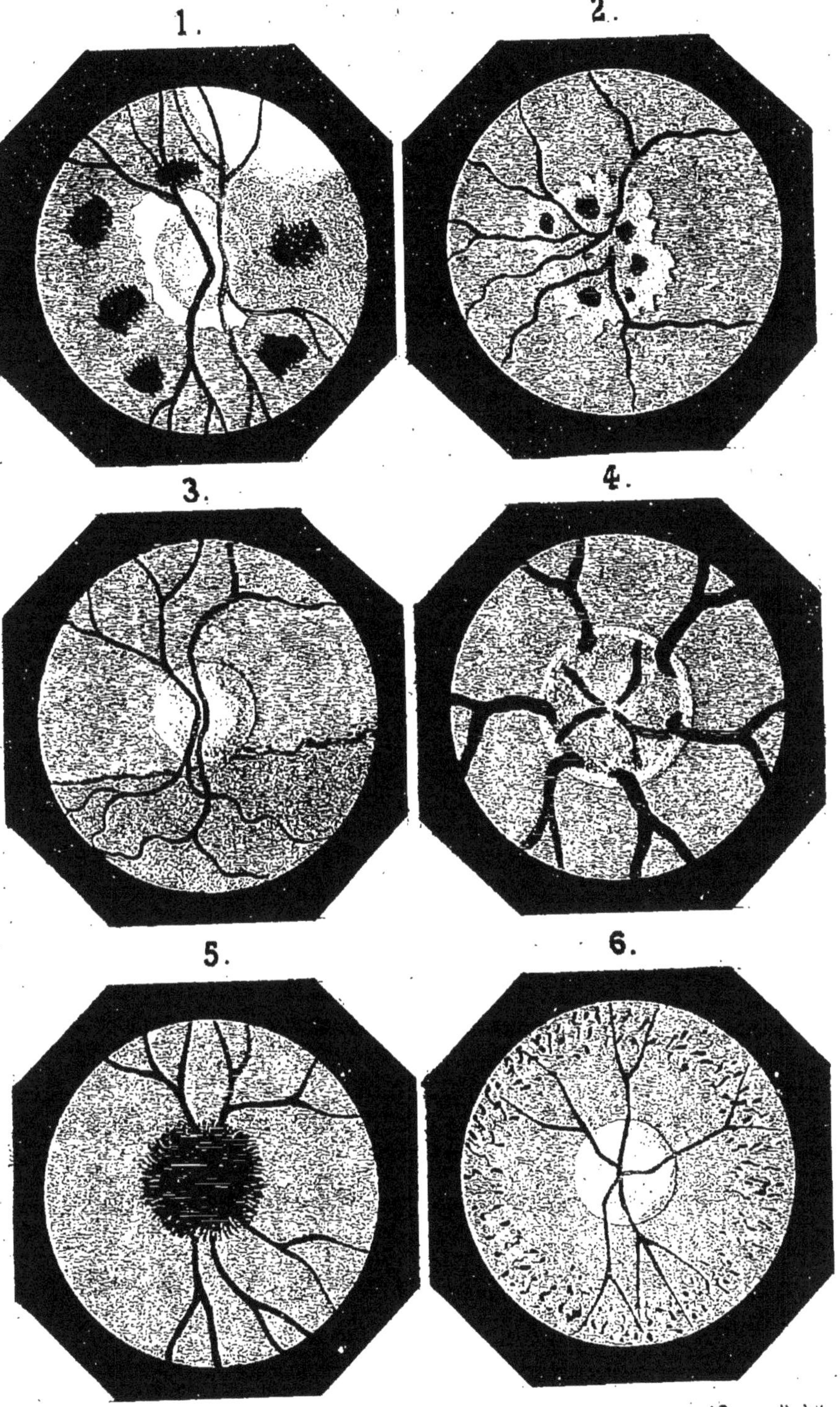

TABLE DES MATIÈRES.

A.

	Pages.
Absence congénitale des vaisseaux de la rétine	109
Acuité de la vision	42, 53
Altération des vaisseaux de la rétine	118
Amaurose albuminurique	103
Amaurose avec excavation	78
Amaurose embolique	118
Amaurose sympathique	114
Amblyopie albuminurique	103
Amblyopie irritative	92
Amblyopie presbytique	92
Amétropie	43
Anémie de la papille	94
Anémie de la rétine	94
Angle visuel externe	53
Angle visuel frontal	53
Angle visuel fronto-nasal	53
Angle visuel fronto-temporal	53
Angle visuel inférieur	53
Angle visuel interne	53
Angle visuel jugal	53
Angle visuel nasal	53
Angle visuel supérieur	53
Angle visuel temporal	53
Anneau interne de la papille	39
Anneau externe de la papille	39
Aphakie	63

Apoplexie de la choroïde.. 28

Apoplexie de la rétine.. 96

Apoplexie sous-rétinienne 82

Atrophie de la choroïde.. 76, 88

Atrophie du nerf optique.. 112

Atrophie de la rétine.. 95

Atrophie en champignon 113

Atrophie en godet 113

Auto-ophthalmoscope 23

Avantages de l'ophthalmoscope 5

Axe antéro-postérieur de l'œil.. 54

Axe optique.. 54

C.

Caillots sanguins flottants dans le corps vitré.......................... 59

Cataracte corticale antérieure.. 56

Cataracte corticale postérieure... 56

Cataracte dure.. 56

Cataracte laiteuse. 57

Cataracte molle... 56

Cataracte morganienne... 57

Cataracte nucléaire... 56

Cataracte noire.. 56, 60

Cataracte pigmentaire... 57

Cercle central de la papille.. 39

Cercle externe de la papille.. 39

Cercle limitant de la papille... 39

Champ de la vision.. 48

Champ visuel irrégulièrement diminué.................................. 53

Champ visuel échancré... 53

Cholesterie... 62

Cholesteritis. 62

Choroïde (maladies de la).. 71

Choroïdite atrophique... 84

Choroïdite congestive... 72

Choroïdite disséminée... 75

Choroïdite exsudative... 75

Choroïdite glaucomateuse 78

Choroïdite plastique.. 75

Choroïdite pointillée... 75

Choroïdite séreuse.. 78

Choroïdite siphylitique ..₅... 75

Congestion de la choroïde.. 72

Cristallin (maladies du).. 55

Corps étrangers dans le corps vitré............................ 67

Corps vitré (maladies du)...................................... 58

Corps vitré jumenteux... 61

D.

Décollement de la rétine...................................... 105

Décollement sanguin de la rétine............................ 82

Découverte de l'ophthalmoscope............................ 19

Défaut de convergence des axes optiques.................. 115

Définition de l'ophthalmoscope............................. 23

Dégénérescence colloïde de la choroïde.................. 77

Dégénérescence graisseuse de la rétine.................. 103

Descriptions des lésions observées........................ 52

Diminution concentrique du champ visuel................ 53

Diminution périphérique du champ visuel................ 53

Double contour.. 40

E.

Échelle typographique...................................... 43

Éclairage direct 23, 25, 38, 55

Éclairage oblique............................... 23, 24, 38, 56

Ectasie postérieure.. 84

Embolie... 118

Emmetrope.. 43

Encéphaloïde de la rétine.................................. 108

Épanchement sous-choroïdien sanguinolent................ 82

Equateur de l'œil... 54

Etat tigré de la rétine...................................... 99

Examen de l'œil normal..................................... 38

Examen de l'œil pathologique............................... 41

Excavation glaucomateuse.................................. 81

Excavation physiologique................................... 81

Explication des planches........................... 121, 125

Exsudation de la choroïde.................................. 75

Exsudat rétinien 98

F.

Fatigue de l'accommodation 93
Fond de la papille 39
Fongus médullaire 108
Fosse centrale de la rétine 40

G.

Glaucome 78
Glaucome aigu 78
Glaucome chronique 78
Glaucome foudroyant 80
Glaucome optique 78
Gymnastique oculaire 91

H.

Héméralopie congénitale 91
Hémiopie 83
Hémiopie croisée 111
Hémiopie homonyme 111
Hémorrhagie de la choroïde 82
Hémorrhagie de la rétine 83, 96, 100, 104
Hémorrhagie du corps vitré 59
Hémorrhagie en nappe 83
Hémorrrhagie pointillée 83
Hyalite 58
Hyaloïdite 58
Hydropisie sous-choroïdienne 105
Hydropisie sous-rétinienne 105
Hypérémie de la couche chorio-capillaire 72
Hypérémie de la papille 92
Hypérémie de la rétine 92
Hypérémie rétino-choroïdienne 72
Hypermétropie 63, 65

J.

Image aérienne déterminée 21

Image aérienne indéterminée...... 21
Images de Purkinje...... 38
Images de Sanson...... 38
Image droite 25, 54
Image renversée...... 25, 54
Inconvénients de l'ophthalmoscope...... 27
Inconvénients physiques...... 33
Inconvénients pour le diagnostic...... 35
Inconvénients pour le malade...... 29
Inconvénients pour l'observateur...... 27
Infiltration séreuse de la papille...... 110
Instrumentation de l'ophthalmoscope...... 24
Introduction 5

L.

Lentille concave...... 25, 65, 87
Lentille convexe 25, 65, 92
Lentille d'urane 32
Ligne des pôles...... 54
Limite propre de la papille 39
Limite scléroticale de la papille 39
Luxation du cristallin...... 63

M.

Macération du pigment...... 89
Macula lutea...... 40
Maladies de la choroïde...... 71
Maladies de la papille...... 110
Maladies de la rétine...... 91
Maladies du corps vitré...... 58
Maladies du cristallin...... 55
Mesure de l'acuité de la vision...... 42
Méthode par l'image droite 22
Méthode par l'image renversée...... 21
Miroir oculaire...... 19
Morbus arianus...... 99
Mouches fixes 53
Myodesopsie...... 83
Myopie réelle...... 86
Myopie simulée...... 86

N.

Névralgie ciliaire... 79
Névrite optique. 110
Névro–rétinite... 110

O.

Obscurité du corps vitré.. 59
Œdème aigu de la papille... 110
Œdème actif de la papille.. 110
Œdème de la papille.. 110
Œdème de la rétine.. 101
Œdème passif de la papille.. 110
Œil de chat amaurotique.. 108
Ophthalmie arthritique.. 78
Ophthalmie sympathique... 78
Ophthalmoscope.. 19
Ophthalmoscope binoculaire... 23
Ophthalmoscope de Giraud-Teulon.. 24
Ophthalmoscope de Jœger... 23
Ophthalmoscope fixe... 23
Ophthalmoscope hétérocentrique.. 23
Ophthalmoscope homocentrique.. 23
Ophthalmoscope mobile... 23
Ophthalmoscope monoculaire.. 23
Ophthalmoscopie... 19
Ouvrages à consulter... 119

P.

Papille du nerf optique (maladies de la)...................................... 110
Paralysie de l'accommodation. 116
Pigmentation rétinienne.. 99
Planches (explication des)... 121, 125
Pôle postérieur... 54
Procédé par l'image droite... 22
Procédé par l'image renversée... 21
Prothèse oculaire.. 70
Pulsation spontanée.. 80

R.

Ramollissement de la papille 110
Région équatoriale 54
Région polaire postérieure 54
Rétina trémulans 105
Rétine (maladies de la) 91
Rétinite apoplectique 96
Rétinite chronique 92
Rétinite congestive 92
Rétinite exsudative 76, 98
Rétinite hémorrhagique 96
Rétinite leucémique 89
Rétinite panniforme 92
Rétinite pigmentaire 99
Rétinite syphilitique 98
Rétinite tigrée 99
Rétraction du nerf optique 113
Rupture de la choroïde 77

S.

Sarcome médullaire 108
Scintillatio oculi 62
Sclérectasie 84
Scléro-choroïdite postérieure 84
Sclérose 118
Sclérose rétinienne albuminurique 103
Scotomes 57, 96
Spasme de l'accommodation 115
Spinthéroma 62
Spinthéropie 62
Staphylôme postérieur 83
Staphylôme progressif 86
Staphylôme rétro-sclérotical 84
Staphylôme stationnaire 86
Synchysis albumineux 61
Synchysis étincelant 62
Synchysis hémorrhagique 59
Symptômes anatomiques 52
Symptômes ophthalmoscopiques 52

Symptômes physiologiques.. 52
Synéchie postérieure 57

T.

Tableau pour la mesure de l'angle visuel.................................. 50
Tache jaune... 40
Théorie de l'ophthalmoscope... 21
Torpeur de la rétine.. 91
Tubercules de la choroïde.... 77
Tumeurs malignes de la rétine... 108

V.

Vaisseaux à double contour 40
Vaisseaux en crochet.. 80

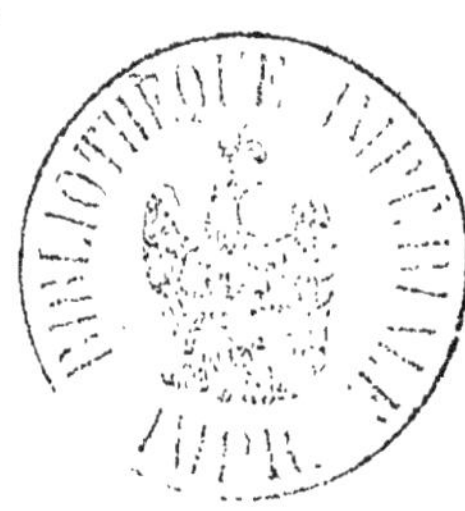

FIN DE LA TABLE,